大畑光司［著］

歩行再建
歩行の理解とトレーニング

目　次

緒　言 …………………………………………………………………………… 1

第Ⅰ部　歩行の基礎知識

01 歩行の基本的理解 …………………………………………………… 7

1. 歩行の基本用語 ……………………………………………………… 7
　　1）歩行周期とストライド　7
　　2）歩行相　8

2. 歩行の力学的モデル ………………………………………………… 9
　　1）歩行における倒立振子　9
　　2）歩行と走行の力学的モデルの違い　11

3. 歩行の神経学的基盤 ……………………………………………… 13
　　1）歩行パターン発生器　13
　　2）CPGに影響を与える感覚　14
　　3）歩行と上位中枢の役割　15

02 歩行の運動学 ……………………………………………………… 17

1. 運動の基礎的理解 ………………………………………………… 17
　　1）身体に加わる力の三要素　17
　　2）身体重心位置　17
　　3）圧中心位置　19
　　4）COG，COPに加わる力　20
　　5）臥位と起き上がりのCOG，COP　21
　　6）座位，立位のCOG，COP　23
　　7）静歩行と動歩行　24
　　8）COPとZMP　25

2. locomotor unit, passenger unit …………………………… 29
　　1）locomotor unitと倒立振子の成立条件　29
　　2）locomotor unitと遊脚振子　31
　　3）passenger unitと床反力　32

03 歩行相の運動学 …………………………………………………… 35

1. 倒立振子に関わる運動 …………………………………………… 35
　　1）歩行の位相　35

　　　　2）荷重応答期（第一両脚立脚期）　36
　　　　3）単脚立脚期　37

　2. 遊脚振子に関わる運動 ……………………………………………… 42
　　　　1）前遊脚期（第二両脚立脚期）　42
　　　　2）遊脚期　44

第Ⅱ部　歩行の評価

04　歩行障害とその様態 …………………………………………… 49

　1. 歩行障害の観点 ……………………………………………………… 49
　　　　1）歩行パフォーマンスと歩行パターン　49
　　　　2）歩行パフォーマンスの重要性　50
　　　　3）歩行パターンの意義　51
　　　　4）歩行パフォーマンスと歩行パターンの回復　52

　2. 歩行パターンの代表的特徴 ………………………………………… 55
　　　　1）歩行パターンの対称性　55
　　　　2）歩行パターンの変動性　55

　3. 疾患別歩行の特徴 …………………………………………………… 58
　　　　1）脳卒中後片麻痺歩行の全体的特徴　58
　　　　2）パーキンソン病の歩行重症度と歩容　66
　　　　3）小脳性運動失調症患者の歩行重症度と歩容　67
　　　　4）脳性麻痺児の歩行の全体的特徴　68

05　歩行障害の評価 ………………………………………………… 75

　1. 歩行パフォーマンスと歩行パターンの評価 ……………………… 75
　　　　1）歩行能力の全体的評価　75
　　　　2）歩行パフォーマンスの評価―一般的歩行評価　76
　　　　3）歩行パターンの評価　78

　2. 歩行パターンの定量測定 …………………………………………… 79
　　　　1）三次元歩行解析による定量解析　79
　　　　2）床反力計測による定量評価　82
　　　　3）筋電図解析　83

　3. 歩行障害の関連因子の評価 ………………………………………… 85

1）最大筋力測定　85
　　　2）バランス能力　91
　　　3）歩行状態の評価　92

第Ⅲ部　歩行の再建

06　歩行再建における臨床的意思決定 …………………………………… 97

1. 臨床的歩行観察のポイント ………………………………………… 97
　　　1）臨床的意思決定に求められる視点　97
　　　2）臨床的意思決定と障害構造の分析　98
　　　3）障害構造と問題解決手段の関係―障害構造と個人，環境因子　99
　　　4）歩行分析における臨床的意思決定　100
　　　5）臨床的意思決定の手順　102
　　　6）原因の分析　104

2. 「問題の認識」と「原因の分析」のための歩行観察 …………… 109
　　　1）passenger unitの観察点　109
　　　2）locomotor unitの観察点　112
　　　3）荷重応答期の評価ポイント　115
　　　4）単脚立脚期の評価ポイント　117
　　　5）前遊脚期の評価ポイント　118
　　　6）遊脚期の評価ポイント　120

07　歩行再建のための基礎理論 ……………………………………… 124

1. 歩行再建に向けたトレーニング方策 ……………………………… 124
　　　1）運動学習の三法則　124
　　　2）学習と条件付け　125
　　　3）Hebbの法則と学習性変化　126
　　　4）リハビリテーションと学習性再組織化　128
　　　5）運動学習と記憶　129
　　　6）運動学習理論と内部モデル　131
　　　7）運動学習と歩行再建　132

2. 疾患別にみた歩行トレーニングのエビデンス …………………… 134
　　　1）脳卒中後片麻痺者に対する歩行トレーニング　134
　　　2）パーキンソン病患者に対する歩行トレーニング　135
　　　3）小脳性運動失調症患者に対する歩行トレーニング　136
　　　4）脳性麻痺児に対する歩行トレーニング　137

08 歩行再建の戦略論 …… 140

1. 歩行トレーニングの目標と計画 …… 140
1）歩行トレーニングにおける「目標の設定」　140
2）「問題回避型」介入と「目的志向型」介入　141
3）「問題回避型」介入の問題点　142
4）「目的志向型」介入の特徴　143
5）効果的な目標の設定　144
6）効果的な課題抽出　145
7）目標課題の実現性の見積もり　145
8）効果的な介入計画における戦略と戦術　147
9）評価，介入計画の全体像のまとめ　149

2. 歩行トレーニング戦略 …… 150
1）高強度を目指したトレーニング戦略　150
2）高頻度を目指したトレーニング戦略　151
3）高精度を目指したトレーニング戦略　152

09 歩行再建の戦術論 …… 154

1. 歩行トレーニング戦術 …… 154
1）フィードバック―feedback　154
2）強化―rewardとpunishments　155
3）動機づけ―motivation　156
4）指導方法―instruction　157

2. 歩行再建におけるトレーニングの実際 …… 159
1）ステップトレーニングの計画立案　159
2）開始姿勢と手順　162
3）荷重応答期のステップトレーニング　163
4）単脚立脚期のステップトレーニング　170
5）前遊脚期のステップトレーニング　174
6）遊脚期のステップトレーニング　178

10 歩行再建のためのリハビリテーションロボット …… 185

1. 歩行補助具による歩行再建 …… 185
1）介入戦略のトリレンマ―強度，頻度および精度の関係　185
2）トリレンマ問題と歩行パターン改善の考え方　186

3）歩行パターン改善のための歩行補助具の利用　188
　　　4）歩行パターン改善のための歩行補助具の選択　190
　　　5）装着効果と治療効果　191

2. ロボットアシスト歩行トレーニング ... 194
　　　1）リハビリテーションロボットの枠組み　194
　　　2）リハビリテーションロボットの種類　196
　　　3）ロボットアシスト歩行トレーニングの理論的背景　196
　　　4）ロボットアシスト歩行トレーニングの効果と問題　198
　　　5）リハビリテーションロボットのAaNパラダイム　198
　　　6）外骨格型装置と運動拘束のあり方　201
　　　7）ロボット長下肢装具の開発　202

11 HONDA歩行アシストによる歩行再建 ... 208

1. HONDA歩行アシストの概要 ... 208
　　　1）AaNパラダイムから考える歩行再建のあり方　208
　　　2）HONDA歩行アシスト　209
　　　3）HONDA歩行アシストの装着効果―歩行コストの変化　211
　　　4）脳卒中後片麻痺者へのHONDA歩行アシストの装着効果　212
　　　5）HONDA歩行アシストの学習効果　222

2. HONDA歩行アシストの使用方法 ... 225
　　　1）HONDA歩行アシストの準備の関係　225
　　　2）歩行計測機能　227
　　　3）追従モード　229
　　　4）ステップモード　233

● 巻末資料

巻末資料1　functional gait assessment（FGA）　244
巻末資料2　Emory functional ambulation profile（E-FAP）　247
巻末資料3　gait assessment and intervention tool（G.A.I.T.）　249
巻末資料4　Wisconsin gait scale（WGS）　254
巻末資料5　Berg balance scale（BBS）　256
巻末資料6　activities-specific balance confidence scale（ABC）　258
巻末資料7　life space assessment（UAB-LSA）　259

あとがき ... 265

諸　言

1）「歩く」の無意識性

　「歩く」という動作は当然のように日常的に繰り返す動作であり，普段は気にとめることは少ない．しかし，この動作が突然なんらかの原因で失われた場合はどうなるだろう．おそらく日常生活の様子が一変することになるのではないだろうか．

　たとえば，足首を捻挫した場合を考えてみてほしい．立ち上がる際に覚悟を決め，一歩踏み出す前にためらいが生じ，室内におけるほんのわずかな移動にも時間がかかる．痛みが治まってきたとしても，痛みの再発を恐れて逃避的な歩き方が身に付いてしまい，当初痛めた場所とは異なる腰や膝などに新たな痛みが発生することがある．そのような歩き方が身に付くと，これまでどのように歩いていたかを忘れてしまい，癖のある歩き方をするようになるだろう．

　脳卒中後片麻痺を発症した場合にはさらに問題が大きくなる．身体の半身の自由が奪われ，感覚が麻痺し，当たり前のように行っていた「歩行」をどのようにすればよいのかがわからなくなる．自分自身としては同じように身体を動かしているつもりでも，実際には思うように動かない．それだけでなく，どのように動かすことが正しいのかすら見当がつかないこともある．

　そもそも「歩行」は，700万年前に獲得されたヒトという種を特徴づける運動である．誰もが1～2歳で歩くことができるようになった後，1日に数千歩以上を毎日繰り返し歩行している．したがって，「うまく泳げない」「うまく踊れない」ということはあっても，「うまく歩けない」という場面は想像することが難しいかもしれない．しかし，当たり前のように日常的に行われている運動であるからこそ，ほとんど意識することなく行われており，かえって運動の詳細について意識することが困難となるのではないだろうか．事実，前述の捻挫や脳卒中の例のように，なんらかの身体の障害を負った場合には，どうやって身体を動かすのが正しい歩行だったのかが思い出せなくなる．

2）ブランコはなぜこげるのか

　「実際に歩いているのだから，歩き方がわからないはずがない」と思うかもしれない．しかし，運動の実行とその運動の理解の間には大きな隔たりがある．

諸言

　1つの例として,「ブランコをこぐ」動作を想定していただきたい. 生まれてはじめてブランコに乗った時, ほとんどの人は親に押してもらっていたことだろう. だんだん自分でこぐことを覚えると, 立ちこぎをしてかなりの高さまでブランコを揺らせるようになる. しかし, よく考えると外部から力を受けていないのに, 振子運動であるはずのブランコの振幅がなぜ増加していくのかを説明できる人は少ないのではないだろうか.

　このような現象はパラメーター励振（parametric excitation）と呼ばれる現象を利用している. たとえば, 振子運動における糸の長さを変えると, 位置エネルギーの入出力関係が変化し振動を大きくすることができる. 通常, ブランコの揺れを大きくしようとした場合に, ブランコの台の上で立ったりしゃがんだりするだろう（図1）. これにより, 振子の糸の長さを変化させたのと同じ状態にすることができるのである. われわれは経験的にこのようにブランコの揺れを大きくする方法を知っている. しかし, なぜ立ったりしゃがんだりするかについて説明できる人は少ない.

　おそらく歩行においても同じことがいえるだろう. われわれは歩行中に起こっている運動の力学的意味については知らなくても歩行ができる. 逆にいうと歩行しているからといって, 歩行で生じている個々の運動の意味を正確に理解しているわけではない. 逆にいうと, 正しい歩行の仕方が失なわれた場合, 意識的に運動を矯正することは非常に難しい課題となる.

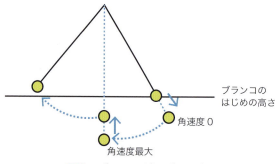

図1　ブランコがこげる理由
ブランコが最も高い位置にきた時に座ることで重心を下げ, ブランコが最も低い位置にきた時に重心を押し上げる. これにより, 重力による加速を大きくさせ減速を小さくすることができる.

3）リハビリテーションと歩行再建

　病気や障害により歩行に不都合が生じた人に対しては，通常さまざまな手段を通してリハビリテーションが行われる．特に歩行機能を回復させるための歩行リハビリテーションの歴史は古く，これまでに多くの方策が提案されてきた．本書では，このような「歩行を改善する」ために行われるさまざまな取り組みを「歩行再建」と定義する．

　通常，リハビリテーション医学における生活機能は，世界保健機関（WHO）の国際生活機能分類（international classification of functioning, disability and health：ICF）を用いて分類される（図2）．身体の障害は機能障害（impairments）と活動制限（activity limitations），参加制約（participation restrictions）に分けられ，それぞれ生物学的側面，個人的側面，社会的側面における障害を表している．たとえば，捻挫したことにより歩行運動が制限された状態を考えると，機能障害としては靱帯損傷や捻挫に伴う痛み，活動制限としては歩行距離の減少や速度の低下，参加制約としては就労の制限などがあげられる．通常の医療（この例では整形外科）においては，これらの障害のうち靱帯損傷や痛みに対して医療行為としての固定や鎮痛を行い，リハビリテーションにおいては，歩行運動の改善を目指した介入を行うことになる．

　ここで歩行再建を目指す介入を具体的に考えた場合，関節拘縮や筋力低下に対する関節の可動範囲の改善，筋力トレーニングが実施されることが多い．これらのトレーニングの目的は，歩行の異常を生じさせる原因を改善することにある．しかし，これらはあくまで

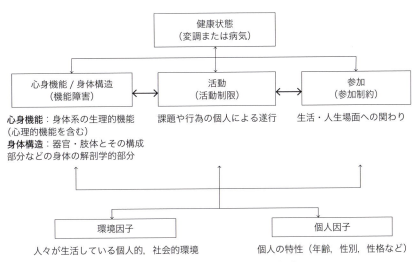

図2 国際生活機能分類(ICF)の概念

諸言

機能障害であり，活動制限に相当する歩行そのものの改善を意図したトレーニングではない．歩行運動を改善するためには，歩き方そのものへの指導が重要になるだろう．しかし，果たして，「どのように歩くべきか？」という歩行の仕方に対する指導は十分に行われているだろうか．おそらく現状ではそのような指導を詳細に教えることができる指導者は少ない．このような指導を行うためには，そもそも目標となる歩行運動を熟知したうえで，効果的な道筋を提示することが必要である．残念なことに，現時点では歩行中の運動の一つひとつの意味を熟考するための議論は少ない．

本書の目的は，歩行において求められる運動の力学的背景とその制御についての知識をまとめること（第Ⅰ部），次に歩行の問題点を把握するための評価項目をまとめること（第Ⅱ部），最後に歩行の再獲得に向けたトレーニング手段をまとめること（第Ⅲ部）とした．

第Ⅰ部では，特に歩行の力学的な要点である倒立振子の考え方について中心に解説する．日常的に何気なく行われる歩行が，どれほど力学的に効率良く機能的な運動であるかを示したい．

第Ⅱ部では，病気や障害によって歩行運動に問題が出た場合の評価の考え方を紹介したい．歩行評価において最も重要なのは定量的評価であるのは間違いないが，その定量的評価の結果に影響を与えている因子を判断するうえで重要となる定性的評価の内容についてまとめたい．

第Ⅲ部では，それぞれの問題に応じたトレーニングの方法を紹介する．問題点を明確にできれば，その問題に対応したトレーニングを立案することが可能になる．また，装具やリハビリテーションロボットを用いたトレーニング戦略のねらいについてまとめることにより，効果的なトレーニングの方法について考えていきたい．

第1部
歩行の基礎知識

なんらかの疾病や障害により，日常的に行われていた歩行能力が失われたとする．これに対して，失われた「歩行」という運動を再獲得する営みが歩行再建である．しかし，それは単に病状が回復することを意味するわけではない．疾病や障害により変化した身体状況の中で，新しく「歩行」という技術の体得に挑む行為といえる．

　第Ⅰ部では，体得すべき「歩行」という運動の本質的な理解のために，運動の力学的な特徴や制御機構についての基礎的知識を概観したい．

第Ⅰ部　歩行の基礎知識

01 歩行の基本的理解

1．歩行の基本用語

1）歩行周期とストライド

　はじめに歩行について考えるための基礎的な知識をまとめる．通常，歩行では左右の足を交互に踏み出すようにして規則正しい運動が起こっている．たとえば左足を踏み出したとすると，左足の踵から床につけ，次に右側の足を床から離す．その後，右足を振り出して床につけ，その後に左足を床から離す．この一連の動作は通常の歩行において1秒程度で行われ，その期間を歩行周期（gait cycle：GC）という（図1）．また，一側の接地から次に同じ足で接地するまでの間の動作のことを重複歩（ストライド，stride），その進行方向の距離を重複歩距離（ストライド長，stride length）という．これに対して，一歩分の運動のことをステップ（step），その進行方向への距離を歩幅（ステップ長，step length），横方向の距離を歩隔（stride width）という．また，単位時間内のステップ数

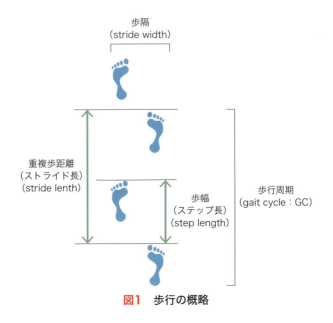

図1　歩行の概略

を歩行率という．通常の速度ではストライド長は身長の90％程度であるが，速い歩行であれば長くなる．

歩行の速度は歩行周期とストライドで決まり，歩行速度を速くするためには，歩行周期を短くする（歩行率を大きくする）か，ストライドを大きくするかのいずれかが必要となる．したがって，歩行の特徴を考える際には時間的には歩行周期，空間的にはストライドが重要な特徴を表す指標となる．

2）歩行相

1回の歩行周期をその歩行の特性に応じて区分したものを歩行相という（図2）．最も基本的な区分は，足が地面についている時期（立脚期）と足が地面から離れている時期（遊脚期）に分けたものである．さらに立脚期には，両足が地面に接地している両脚立脚期と片足のみが地面に接地している単脚立脚期がある．単脚立脚期は反対側の遊脚期に相当する．

歩行周期を100％とすると，おおよそ60％が立脚期，40％が遊脚期に相当する．また立脚期のうち2回の両脚立脚期がそれぞれ約10％ずつ，単脚立脚期は約40％の時間配分となる．一般的に歩行周期は，一側の接地の瞬間を起点にして100％に換算し表記される

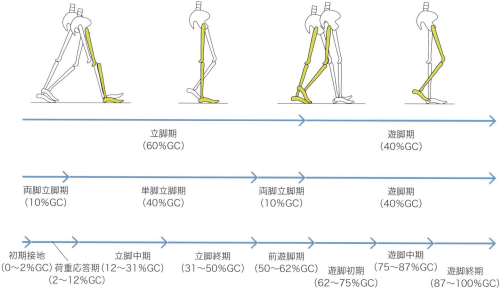

図2　歩行周期における歩行相の割合

(%gait cycle：%GC)．これに基づいて表記すると，はじめの両脚立脚期は0～10%GC，続く単脚立脚期が10～50%GC，2回目の両脚立脚期が50～60%GC，最後の遊脚期が60～100%GCとなる．また，歩行速度が速くなると両脚立脚期が減少するが，遊脚期や単脚立脚期の変化は少ない．

　さらに，細かく歩行周期をいくつかの位相に区分した相別化の方法も知られている．最も一般的な分類方法としては，Perry[1]の提唱した歩行相区分がある．まず対象とする足が地面につく瞬間を初期接地といい，その後，反対の足が離れるまで（最初の両脚立脚期）の時期を荷重応答期という．荷重応答期は両脚立脚期に相当し，おおよそ12%GCまでの時期とされている．次いで単脚立脚期の中で，対象としている側の踵が離れるまでの時期（12～31%GC）を立脚中期，踵が離れてから対象と反対側の足が着地するまでの時期（31～50%GC）を立脚終期という．その後，反対側の足が地面についてから，対象としている側が地面から離れるまでの時期（50～62%GC）を前遊脚期と呼ぶ．さらにその後の遊脚期は3つに区分され，それぞれ遊脚初期（62～75%GC），遊脚中期（75～87%GC），遊脚終期（87～100%GC）と呼ぶ．

2．歩行の力学的モデル

1）歩行における倒立振子

　歩行運動における基本的な要点は倒立振子というエネルギーの変換様式にある．図3に通常の振子と倒立振子の違いを示している．まず，通常の振子を考えると，両端部では重りが高い位置にあるが運動速度は小さく，中央部では低い位置にあるが運動速度は大きく

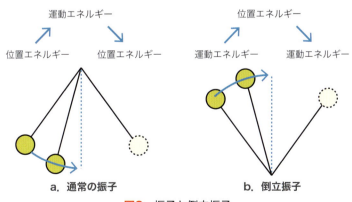

図3 振子と倒立振子

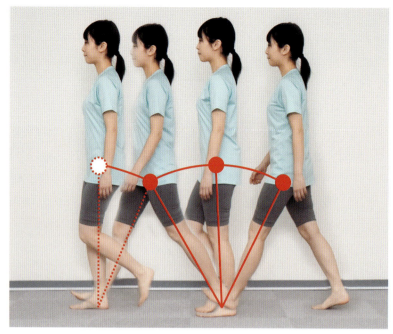

図4 歩行と倒立振子

なる．これをそれぞれの位置にある時のエネルギーの大きさとして考えると，両端部では位置エネルギー（質量×高さ×重力加速度）が大きく運動エネルギー（1/2×質量×移動速度の2乗）が小さいのに対して，中央部では位置エネルギーが小さく運動エネルギーが大きくなる．両端部の位置エネルギーが中央部では運動エネルギーに置き換えられ，逆に中央部の運動エネルギーは両端部で位置エネルギーに変換されることにより全体としてエネルギーは保存されている．これに対して倒立振子は通常の振子とは逆転した構造になっている．両端部では運動エネルギーが大きく位置エネルギーが小さいのに対して，中央部では運動エネルギーが小さく，位置エネルギーが大きくなる．したがって，通常の振り子とは反対に両端部の運動エネルギーが中央部の位置エネルギーに置き換えられた形になっている．

　これを人の歩行に当てはめてみる（**図4**）．初期接地の時に進行方向へ生じている運動エネルギーは最大であり，それに対して，身体の重心位置は最も低い点にある．その後，立脚中期に重心位置は上昇し，それに伴って位置エネルギーは増大するが，進行方向への速度は低下し運動エネルギーは失われる．重心位置の高さがピークに達した後，下降して位置エネルギーが失われる代わりに重力により加速されるため，運動エネルギーは増大する．反対の足が接地すると，今度は反対側を中心とした倒立振子が形成される．このよう

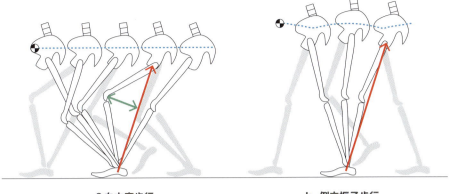

a. 6自由度歩行	b. 倒立振子歩行
体重を支えるために関節（特に膝）にかかる負担が大きい	体重を支えるために関節にかかる負担が小さい

図5 倒立振子モデルと6自由度モデル 〔Kuo, 2007より改変引用[2]〕

なエネルギー変換が行われることにより，効率的な移動動作が可能となっている．

しかし，倒立振子は重心位置の上下動を生じさせて仕事量を増やすため，効率が悪いのではないかと感じる人がいるかもしれない．だが，二足歩行において重心位置の上下動をなくすには膝の屈伸運動が必要になり（図5a），体重を支えるための負担が増え，かえって効率が低下する．倒立振子は重心の移動距離は長くなるが，膝関節への負担は小さくすることができるため（図5b），移動に必要なエネルギーコストは小さくなる[2]．

2）歩行と走行の力学的モデルの違い

歩行においては倒立振子が力学的モデルとなるが，人におけるすべての移動運動が倒立振子に適合しているわけではない．たとえば，走行はまったく異なるエネルギー変換の規則性をもっている．歩行と走行の最も大きな違いは，歩行では両足が地面についている両脚立脚期が存在するのに対し，走行ではこれとは反対に両足ともに地面から離れる「両脚遊脚期」が存在する点にある．

歩行の場合，位置エネルギーから運動エネルギー，運動エネルギーから位置エネルギーへの円滑な変換が行われることにより力学的エネルギーは保存される．これに対して走行では，両脚遊脚期に位置エネルギー，運動エネルギーともに増大する．言い換えると，足が地面についている時には両エネルギーともに減少することになり，歩行のように2つのエネルギーの間での変換は起こらない．

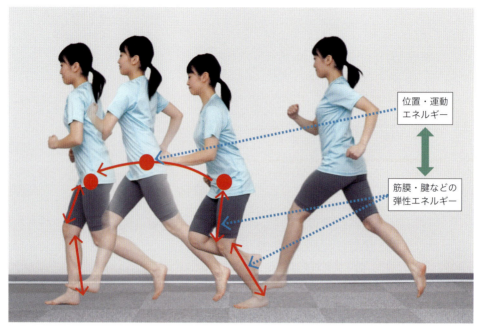

図6　走行のエネルギー変換モデル

　それでは，両者の合算である力学的エネルギーは着地と同時に失われるのだろうか．もしそうであれば一歩ごとに大きなエネルギーの生成と消失を繰り返すことになってしまう．実際にはそうではなく，着地と同時に力学的エネルギーは違うエネルギー形態に変換される．走行時のエネルギー形態において決定的に重要な役割を果たしているのは，身体にある「ばね（筋や腱の弾性）」である．両脚遊脚期における大きな位置・運動エネルギーは，着地に伴ってばねである腱に蓄積される．蓄えられたエネルギーを次の両脚遊脚期に利用することにより走行のエネルギーが保存される．このような走行のモデルは「はずむボール（bounding ball）」モデルとして知られる[3]（図6）．

　歩行時のエネルギー効率は，位置エネルギーから運動エネルギーへの変換に重力を利用するため，どのような速度で歩いたとしても一定の加速度しか得られない．したがって，歩行は遅すぎても速すぎてもエネルギー効率が低下する．最小のエネルギーコストとなる歩行速度はだいたい時速4kmであるとされ，この速度であれば体重1kgにつき1m進むのに約2J（ジュール）のエネルギー消費で済むことになる．一方，走行の場合には，移動速度が速くなってもエネルギーの損失にあまり変化がみられない．走行に必要なエネルギーコストは，だいたい一定して体重1kgにつき1m進むのに約4Jとされる．

　以上のような歩行と走行の違いから考えると，移動速度が徐々に速くなっていくとある

時点で歩行と走行のエネルギーコストは逆転する．実際，時速 6 〜 8 km程度の移動速度で，われわれは歩行から走行にシフトする．つまり，歩行と走行の切り替えはエネルギーコストに応じてなされる．

3．歩行の神経学的基盤

1）歩行パターン発生器

　歩行運動はどのようにコントロールされているのかについて考えてみたい．倒立振子のような基本の運動原則に則って，歩行運動は基本的に同じ運動の反復がなされている．したがって，一歩ごとに新しい運動プログラムが一から生成されるのではなく，歩行運動プログラムのテンプレートのようなものを使って，そのプログラムが反復されている状態と考えるほうが適切であろう．事実，そのような周期性をもつ運動プログラムを形成する中枢が脊髄に存在することが知られている．

　実際に脊髄を切断し脳からの命令が届かないようにした脊髄ネコをトレッドミル上で歩行させると，周期的な筋の活動が生じる．このようなことは古くから知られており，外部からの感覚刺激や脳からの入力がなくても周期的な筋活動を発生させる機構が脊髄内に存在すると考えられてきた[4]．この機構は中枢パターン発生器（central pattern generator：CPG）と呼ばれ，中枢からの指令もしくは末梢からの感覚入力がなくても周期的な活動を繰り返すことができるとされる．歩行中に生じる筋活動の基本的なパターンは，脊髄におけるCPGの働きによるところが大きいと考えられる．

　歩行中には，屈曲する筋（屈筋）と伸展する筋（伸筋）など相反する運動を形成する筋が働くが，CPGは伸筋−屈筋間で相互に抑制するネットワーク構成をもつことにより，律動的な運動のリズムを形成するとされる（half−center仮説）．

　CPGの興味深いところは，自律的に周期的な筋活動を引き起こすだけでなく，外界から加わった感覚刺激に応じてその活動を変化させることができる点にある．図7は除脳した魚に対して，CPGを刺激することにより周期的な活動を誘導したうえで尾部を動かした場合の筋活動変化を示している[5]．尾に加えられた運動に応じて，CPGに基づく周期的な活動パターンが変化することがわかる．

　以上のように，歩行中の筋活動はCPGに基づく周期的な活動を主体としながら，必要に応じて大脳皮質，中脳，小脳などの上位に位置する中枢からの入力や，末梢からの感覚情報の影響により調整されていると考えられる．

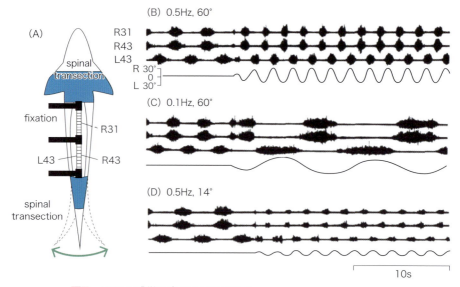

図7 CPGと感覚入力による引き込み （Grillner, et al. 1982より引用[5]）

2）CPGに影響を与える感覚

それでは，どのような感覚がCPGに対して影響を与えているのであろうか．これについては下肢の2つの筋の関与が大きいと考えられている．1つは股関節屈筋，もう1つは足関節底屈筋である．

股関節の伸展運動に伴う固有感覚の刺激により，空中でステップするような反射的な動きが生じることについて古くから知られている[6]．ラットにおいてもCPGによる周期的な筋活動は，身体を水平位で歩かせるより垂直位で歩かせるほうが（つまり股関節屈筋を引き伸ばした姿勢のほうが）規則性を高めるとされている[7]．また，足関節底屈筋への荷重負荷も，除脳ネコの歩行中の底屈筋活動を増加させる因子とされ，CPGに影響を与えることが古くから指摘されてきた[8]．現在では，荷重に伴って生じるアキレス腱のゴルジ腱器官を介した荷重刺激が重要な影響を与えると考えられている．

以上のような固有感覚情報は，特に歩行のリズム形成に重要な役割を担う．とりわけ立脚終期に強く生じる股関節屈筋の遠心性筋活動を感知する筋紡錘の情報が，遊脚期開始のタイミングに影響を与えている．また，ゴルジ腱器官からのIb線維の求心性連絡が，荷重下では足関節底屈筋の運動細胞を興奮させ，安静時には抑制する性質をもつ．したがって，足関節に加わる荷重負荷が減少するとゴルジ腱器官からの興奮性の刺激は途絶え，遊脚期を始めるきっかけになると推察される（図8）．

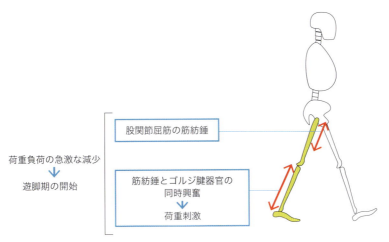

図8 CPGのリズムに影響を与える情報

3）歩行と上位中枢の役割

次に，脊髄より上位にある歩行に関係する上位中枢について紹介する．一般に歩行に関連する上位中枢は3つに分けて考えることができる[9]．1つ目はCPGを制御し歩行開始と速度調節に関わる脳幹，2つ目は感覚情報を受けて歩行運動の調節に関わる小脳，3つ目は視覚情報をもとに踏み出しの位置の定位などに関わる大脳皮質である（図9）．

まず1つ目の機能である歩行開始と速度調節には，脳幹や小脳からの下行性の連絡が深く関係している．特に中脳歩行誘発野と呼ばれる部分は歩行運動の形成に深く関与しており，延髄の腹側網様体ニューロンを介してCPGを調節し，歩行の開始と速度の調節を担っていると考えられている．

2つ目の感覚からのフィードバックに応じたタイミングや強度の微調整には，小脳が関わっていると考えられる．小脳には体性感覚を伝える背側脊髄小脳路を介して得られた関節角度や位置についての情報が伝えられ，同時に腹側脊髄小脳路を介してCPGの活動に関しての情報が伝えられる．これらの情報によりCPGなどが行おうとした運動と実際に行われた運動の状態を照らし合わせることができ，その誤差を補正する命令を出すことができる．

最後に，視覚情報をもとにはしごを踏み外さずに渡ったり，障害物を避けたりするために，大脳皮質の運動野が運動をコントロールすると考えられている．特に障害物をまたぐような動作を行う場合には，視界に入った障害物の情報がワーキングメモリーに貯蔵され，視野から外れた障害物を記憶しておくことにより，適切な「またぎこえ」動作の制御

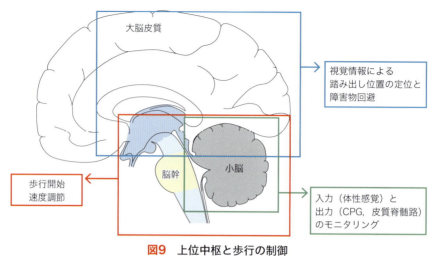

図9 上位中枢と歩行の制御

が行われると考えられる．このような動作の形成には後頭頂皮質の活動が深く関与しているとされる．

▶文　献

1) Perry J, et al : Gait analysis : normal and pathological function 2nd. Slack, Thorofare, 2010, pp 9-16
2) Kuo AD : The six determinants of gait and the inverted pendulum analogy : a dynamic walking perspective. *Hum Mov Sci* **26** : 617-656, 2007
3) Saibene F, et al : Biomechanical and physiological aspects of legged locomotion in humans. *Eur J Appl Physiol* **88** : 297-316, 2003
4) Grillner S, et al : Central pattern generators for locomotion, with special reference to vertebrates. *Annu Rev Neurosci* **8** : 233-261, 1985
5) Grillner S, et al : On peripheral control mechanisms acting on the central pattern generators for swimming in the dogfish. *J Exp Biol* **98** : 1-22, 1982
6) Sherrington CS : Flexion-reflex of the limb, crossed extension-reflex, and reflex stepping and standing. *J Physiol* **40** : 28-121, 1910
7) Sławińska U, et al : The upright posture improves plantar stepping and alters responses to serotonergic drugs in spinal rats. *J Physiol* **590** : 1721-1736, 2012
8) Duysens J, et al : Inhibition of flexor burst generation by loading ankle extensor muscles in walking cats. *Brain Res* **187** : 321-332, 1980
9) Kandel ER, 他（編），金澤一郎，他（日本語版監）：カンデル神経科学．メディカル・サイエンス・インターナショナル，2014, pp 797-819

第 I 部　歩行の基礎知識

02 歩行の運動学

1. 運動の基礎的理解

1）身体に加わる力の三要素

　本章では，歩行運動を理解するために欠かせない基本的な力学について解説したい．身体に加わる力の性質を考える場合，重要になるのは力の大きさだけではない．図1のように下腿に対しておもりをつけた場合，このおもりは身体にどのような影響を与えるだろう．ここで重要になるのは力の大きさ（おもりの重さ），力の作用点（おもりの位置），力の向き（重力の方向）の3つの変数である．図1a，bのおもりの重さは同じだとする．しかし，おもりの位置が異なれば，膝にかかる負担は変化する．同様に膝の角度が変化し力の方向が変わっても，膝関節にかかる負担は大きく変わる．つまり，身体に加わる力を考えるためには力の3つの要素を考慮する必要がある．

2）身体重心位置

　身体は頭部，胸部，骨盤，上腕，前腕，大腿，下腿などのように多くの肢節で構成さ

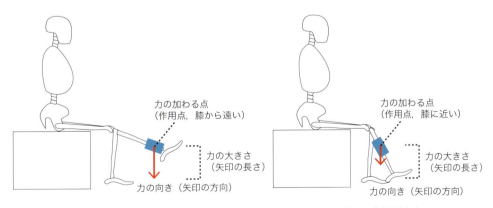

a．膝への負担が大きい　　　　　b．膝への負担が小さい
図1　身体に加わる力の性質を決定する因子

れ，それぞれの肢節の位置関係は関節を介してさまざまに動く．もし，人の身体を1つの物体として捉えるとすると，肢節の位置変化は物体としての身体の状態に影響する．これに対して，全身の運動を最も包括的に表現する手段が「重心」という概念である．

身体の重心位置を求める前に，剛体という概念を整理する．剛体とは「力の作用により変形することのない物体」のことであり，その物体内部の質量分布は変化しないとみなされる．質量分布に変化がなければ，その剛体における質量分布を加重平均した位置を意味する重心位置は決定できる．ここで，身体の各肢節を剛体と仮定すると，各肢節それぞれの重心位置を求めることができる．実際には身体の各肢節は，筋肉の収縮などにより質量分布が多少変化する場合もあるが，概ね一定と考えられる．身体をこのような剛体の連結体とみなすことを剛体リンクモデルという．

各肢節の重心位置が決まれば，全身の重心位置はおのずと決定される．なぜなら，身体のすべての肢節ごとの重心位置をさらに加重平均した位置が全身の重心位置であるからである．この全身の重心位置のことを身体重心（center of gravity：COG，center of mass：COM）と呼び，直立した立位姿勢におけるCOGはおおよそ第二仙骨の前面に位置する（図2a）．しかし，人の身体は多くの肢節からなり，肢節の位置関係は関節の運動

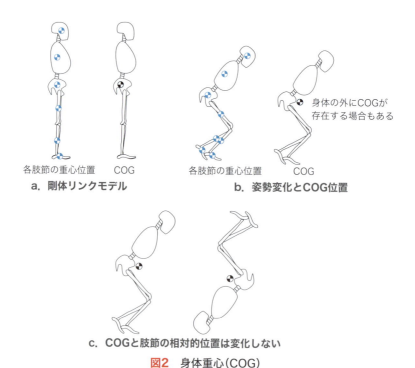

a．剛体リンクモデル

b．姿勢変化とCOG位置

c．COGと肢節の相対的位置は変化しない

図2　身体重心（COG）

に合わせて変化するため，COGは必ずしも同じ位置に存在するとはかぎらない．また，COGは各肢節の相対的位置関係（つまり姿勢）によって変化する仮想点であることに留意する必要がある．このため，必ずしも身体の内部にあるわけではなく，姿勢によっては身体の外に飛び出すこともありうる（図2b）．さらに肢節の相対的な位置関係のみで決まることから，空間上での身体の位置が変わったとしても姿勢が変わらなければ，COGは一定の位置を保つことになる（図2c）．

3）圧中心位置

どのような姿勢であっても空中に浮いている状態でないかぎり，外部の接触面から直接，力を受けている．特に体重が加わる接触面を支持基底面（base of support）と呼び，その範囲の大きさは身体の安定性に関わる因子とされる．しかし，外部からの圧力は接触面上に均一に分布しているわけではない．たとえば，図3aは立位姿勢で足の裏にかかる圧力分布を示している．接触面の中でも骨突出部（足の裏では踵や中足骨）では大きな圧力がかかり，それ以外の軟らかい部分では圧力が小さくなっている．したがって，単に接触面の広さが安定性に関わるのではなく，接触面から受ける圧力の傾向が身体運動において重要な指標となっている．

接触面で受ける圧力の性質は，圧力分布によって重みづけした加重平均を求めることで，その加重平均位置に集中して加重されている状態と近似して計算できる．このように

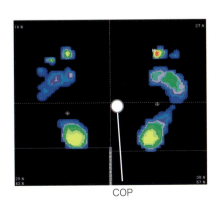

a．立位姿勢の圧力分布　　　　b．床反力とCOP

図3　COPと荷重圧分布

して求めた身体に加わる圧力の集中荷重点を圧中心（center of pressure：COP）と呼ぶ．通常の立位姿勢では接地している両足の中心（実際には圧力が加わっていない位置）にCOPがあることになり，力学的にはこの位置に集中して荷重が加わっているとみなすことができる．また，四つ這い姿勢や杖をついている姿勢におけるCOPは，手に加わる圧力も圧力分布に含まれる．

4）COG，COPに加わる力

前述したとおり，COGは仮想点であるが，身体運動に大きく影響を及ぼす2つの力である重力と慣性力はCOGに直接的に作用しているとみなされる（図4）．重力はCOGに対して鉛直下方に身体の質量に応じて加わっており，慣性力は運動中のCOGに加わっている．この2つの力は区別することは難しく，両者の合力として，絶えず身体に作用している．この合力の床面上への投影点はzero moment point（ZMP）と呼ばれ，COPをZMPに一致させることができれば，身体は重力と慣性力の合力から影響を受けないことになる．

またCOPに対しても，2つの力，すなわち重力に対する垂直抗力と摩擦力が働く．垂直抗力は重力と反対方向の鉛直上方に，摩擦力は接地面の摩擦係数に合わせて水平方向に働く力である（図5）．この両者の合力は床反力と呼ばれ，その作用点を床反力作用点とも呼ぶ．床反力作用点とCOPは同義である．

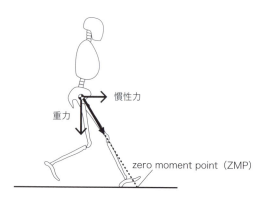

図4　COGに加わる力

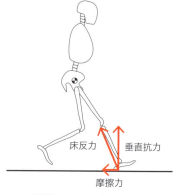

図5　COPに加わる力

5）臥位と起き上がりのCOG，COP

　COGとCOPの位置関係を臥位，座位，立位姿勢で考えてみたい．まず図6のように，背臥位姿勢におけるCOGは立位姿勢と同じように骨盤部に存在すると予想される．この時のCOPはCOGの鉛直下方に位置し，COPに加わる床反力とCOGに加わる重力は相殺されているため，身体は動かない状態になっている．この状態からブリッジ姿勢になった場合，膝関節が屈曲するぶんだけ，COGは背臥位姿勢と比べて相対的に身体の上方に移動することになる．同時に体圧は足裏と肩の部分に集中し，COPも身体上方に移動する．結果的にCOPとCOGは一致した位置に存在し，安定した姿勢を維持できる．

　次に，起き上がり動作について考える（図7）．背臥位姿勢から側臥位へ寝返った後，上肢を床につき，床を押すことでCOPは上方への床反力を得る．これによりCOGに加わる重力とCOPに加わる床反力の間にずれが生じ，身体を回転させる力が生じる．この回転力が身体を起き上がらせるための力となる．最終的な座位姿勢では再びCOPとCOGは

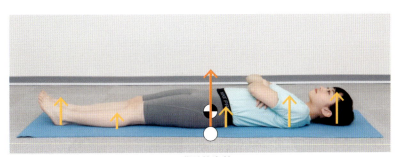

a. 背臥位姿勢

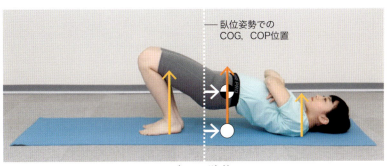

b. ブリッジ姿勢

● COG　　○ COP　　→ 体圧分布　　→ 床反力ベクトル

図6　COPとCOGの位置（臥位姿勢とブリッジ姿勢）

一致し，安定した姿勢となる．つまり，安定させる時にはCOPとCOGの位置を一致させ，身体を移動させる時にはCOPとCOGの位置関係にずれを生じさせているといえる．

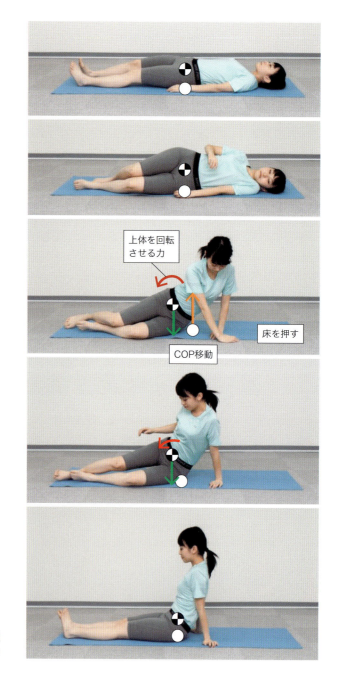

● COG　　○ COP

→ 床反力ベクトル

→ 重力ベクトル

図7　COPとCOGの位置（起き上がり）

6）座位，立位のCOG, COP

　座位姿勢においても，COG, COPの関係は同様に考えることができる．たとえば，図8aのような椅子座位姿勢と図8b, cのような二種類の長座位姿勢では支持基底面の広さに大きな違いがある．前述したとおり，一般的には支持基底面の大きさは安定性に関わると考えられている．しかし，たしかに図8cの手支持ありの長座位姿勢はほかの姿勢より安定しているようにみえるが，図8aの椅子座位姿勢と図8bの手支持のない長座位姿勢の間で安定性に差があるようにはみえない．このことからも「支持基底面の大きさは，姿勢の安定性に寄与する」とは言いがたいことがわかるだろう．

　そこで図8の3つの体圧の分布について考察する．3つの姿勢ともCOGは骨盤近傍にあり，COPはCOGの直下にあるため安定した姿勢を保っている．注意すべきなのは，図8aの椅子座位姿勢が大腿部から骨盤部の領域でCOPを形成するのに対して，図8bの長座位姿勢におけるCOPは足部から骨盤部の領域で形成されている．したがって，後方への安定性に関しては，COPが移動できる範囲が同じであるため高いとはいえない．姿勢の安定性は支持基底面の広さによって直接的に影響されるわけではなく，あくまでCOPとCOGの位置関係によって決まると考えるべきである．

　次に，立ち上がりの場面をみてみたい．殿部が椅子から離れる前に体幹が前傾し，COGが前方に移動する．このため，COPとCOGに位置のずれが生じ，全身に対しては前方へ傾斜する回転力が生じる（図9a）．その後，離殿してCOPが前方の足部に移動する

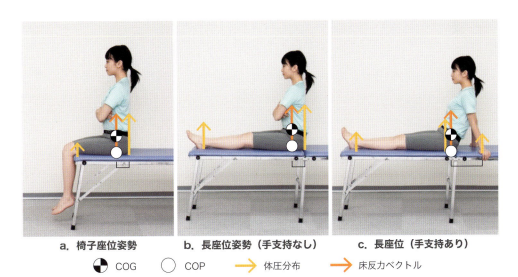

a. 椅子座位姿勢　　　b. 長座位姿勢（手支持なし）　　　c. 長座位（手支持あり）

● COG　　○ COP　　→ 体圧分布　　→ 床反力ベクトル

図8 COPとCOGの位置（椅子座位姿勢と長座位姿勢）

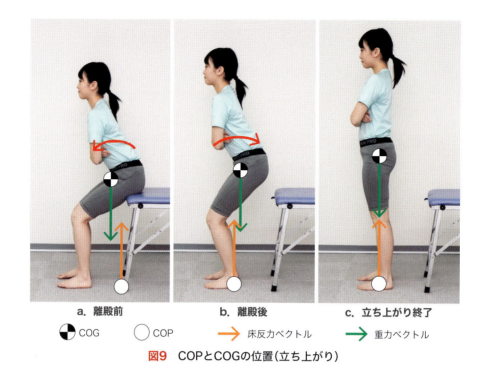

a. 離殿前　　　b. 離殿後　　　c. 立ち上がり終了

● COG　　○ COP　　→ 床反力ベクトル　　→ 重力ベクトル

図9 COPとCOGの位置（立ち上がり）

が，この時COGよりも前方に位置することになるため，全身的には後方への回転力を生じる．これにより離殿の前に生じていた前方への身体移動が減速する（図9b）．最終的に立位になった時にはCOPとCOGの差はなくなり，安定した姿勢を維持できるようになる（図9c）．

最後に立位における姿勢制御を確認する．COGを前方に移動させても安定した姿勢を保とうとすると，足関節を底屈することでCOPも前方に移動させCOPとCOGの差を少なくしようとする（図10a）．反対にCOGを後方に移動させて安定した姿勢を保とうとする場合には，COPも後方に移動させてCOPとCOGを近づけている（図10c）．このように立位でもCOPの位置を制御して安定性を保っていると考えられる．

7）静歩行と動歩行

ここまで，安定した姿勢を維持する時にはCOPとCOGの位置が一致し，身体を動かす力を生じさせる時にはCOPとCOGの位置にずれが生じることを例示してきた．COPとCOGのずれの有無は，歩行においては静歩行と動歩行の違いとして知られている．静歩行とはロボットのような歩行形態であり，COPとCOGの位置を一致させながら進む歩行

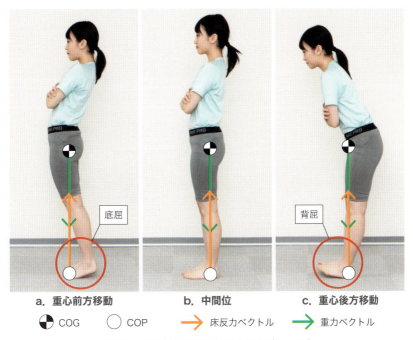

図10 COPとCOGの位置（立位バランス）

である．COGは必ず支持基底面内に存在し，常時安定した歩き方となる．動歩行とは一般的に人が行っている歩行形態であり，COPとCOGの位置のずれにより進む力を得る歩行である．この歩行ではCOGが支持基底面内にあるとはかぎらず，バランスを崩しながら進むので不安定な歩き方となる．

図11のように静歩行ではCOPとCOGはほぼ並進し，単脚立脚期におけるCOGの前方移動は小さくなる．この場合，安定性は高いが，効率の悪い歩行となる．これに対して，動歩行はCOPとCOGのずれにより，身体を倒しながら進む歩行であり，単脚立脚期におけるCOGの前方移動距離は大きくなる．動歩行ではCOGに対する慣性力や摩擦力の果たす役割が大きい．人の歩行は普通の路面においては動歩行であり，COPとCOGのずれをコントロールして前進しているが，氷上や雪上のような摩擦力に乏しい床面を歩く時には静歩行の移動様式に近づくことになる．

8）COPとZMP

静歩行はCOPとCOGの位置が一致しているため，どの時点で停止しても安全に止まることができる．一方，動歩行はCOPとCOGの位置が一致していないため，安定性を得る

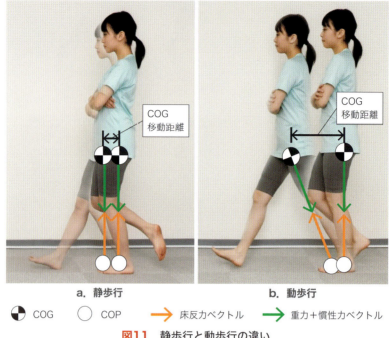

● COG ○ COP → 床反力ベクトル → 重力＋慣性力ベクトル

図11 静歩行と動歩行の違い

ためにZMPを考える必要がある．前述したとおり，ZMPとは重力と慣性力の合力ベクトルの床面への投影点であり，ZMPとCOPが一致していれば安定していると考えることができる．

図12は静歩行と動歩行のCOPとCOGおよびZMPの位置関係である．静歩行ではCOPとCOGの位置と，それぞれに加わる床反力との方向が一致しており，静力学的（静止した状態の力学的状況）に安定した状態となっている．これに対して，動歩行はCOPとCOGの位置は大きくずれているが，COPとZMPが同じ位置にあるため，動力学的（動いている状態の力学的状況）に安定した状態といえる．

動歩行は加速や減速を繰り返すため不安定な運動に思えるが，実際には安定した周期をもつ単振動を繰り返している状態であり，動的平衡状態を保っているといえる．COPとZMPを一致させながら歩行を続けることができれば，単振動の周期を安定して維持することができる．

しかし，なんらかの意図に伴い急減速，急加速が必要になった場合には，COPとZMPの位置をずらすことで加減速することができる．図13はCOPとZMPによる加速と減速の関係を示している．急減速を行う際にはZMPに対してCOPを前方に移動させると，身体全体に対して後方の回転力を与えることができる．これに対して，急加速する際には

1. 運動の基礎的理解

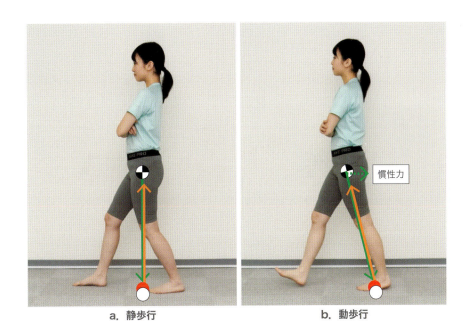

a. 静歩行　　　　　　　　b. 動歩行

⊕ COG　　○ COP　　● ZMP　　→ 床反力ベクトル　　→ 重力＋慣性力ベクトル

図12　静歩行と動歩行のZMP

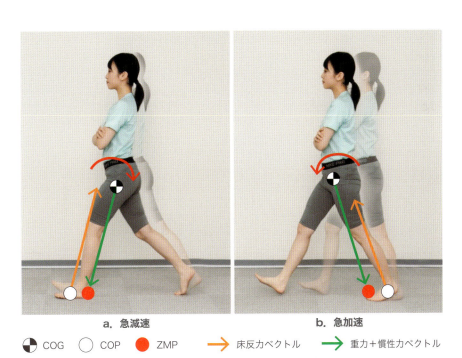

a. 急減速　　　　　　　　b. 急加速

⊕ COG　　○ COP　　● ZMP　　→ 床反力ベクトル　　→ 重力＋慣性力ベクトル

図13　ZMPとCOP位置と加減速

ZMPに対してCOPを後方に移動させることにより，身体全体に対して前方への回転力を与えることができる．

以上のことから，歩行の制御において，COPとZMPの位置が重要な役割を果たしているといえる．歩行中にZMPとCOPが一致していれば動的に安定した定常歩行が行えるのに対して，ZMPとCOPをずらせば歩行に加速や減速を加えることにつながる（図14）．こ

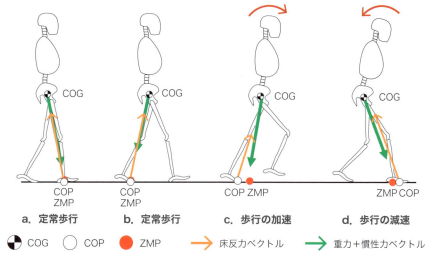

図14　歩行制御とCOG, COP, ZMPの位置関係

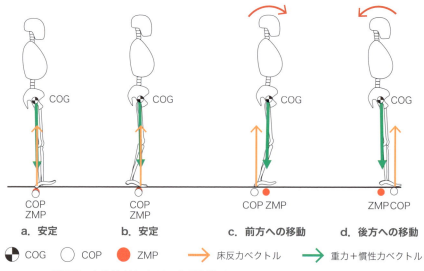

図15　立位姿勢における姿勢制御とCOG, COP, ZMPの位置関係

のことは立位姿勢におけるバランス保持についても同様である．立位姿勢においては，COGの前後移動に伴って変化するZMPにCOPを一致させることができれば，その姿勢で安定することが可能であり，ZMPとCOPをずらせば，ずれた方向と反対側の回転力を得ることになる（図15）．したがって，ZMPとCOPの理解は身体運動を考察するうえで最も重要な因子である．

2. locomotor unit, passenger unit

1）locomotor unitと倒立振子の成立条件

歩行運動を理解するために，歩行中に生じる個々の運動の特徴に着目してみたい．まず二足歩行において，身体は移動に寄与する部分と直接関わらない部分に分けられる．直接的に移動運動に関わる2本の下肢と骨盤部分はlocomotor unitと呼ばれる．これに対して，頭部・体幹，上肢，骨盤のように直接的に移動運動に関わらない部分は，passenger unitと呼ばれる（図16）．

Locomotor unitは，立脚期に倒立振子を形成して移動に必要な力を生み出す部分であ

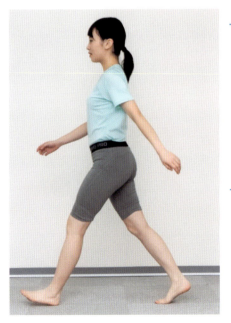

図16 locomotor unitとpassenger unit

る．したがって，歩行中のCOGは上下移動と左右移動を，正弦波を描きながら繰り返している．COGの振動幅は，上下移動では初期接地時の最下点と立脚中期の最上点の幅が4〜5 cm程度となる．しかし，上下振幅は歩行速度に応じて変化し，速く歩くと増加する．これはストライドの増加に起因する．一方，左右移動は左右の立脚中期にピークがあり，その振幅は3 cm程度である．上下および前後振幅の周期は一歩行周期あたり二周期，左右振幅は一周期となる．

　Locomotor unitが歩行時に倒立振子を形成できるかどうかは2つの因子，すなわち初期接地時の初速と歩幅で決まる（図17）．初期接地時の初速が十分に大きければ，運動エネルギーが位置エネルギーに変換されても前進するための速度はマイナスにならないので，倒立振子を振ることができる．しかし，初速が小さければ位置エネルギーへの変換により運動エネルギーを失ってしまうために，倒立振子を形成できない．したがって，倒立

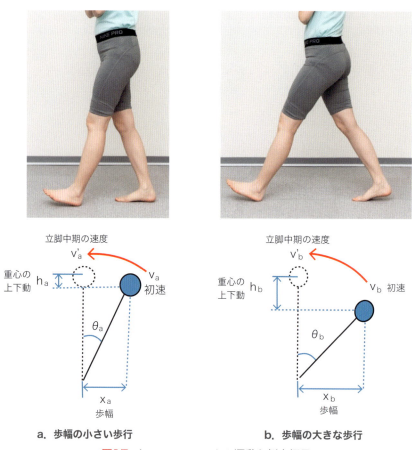

a．歩幅の小さい歩行　　　　　　　　b．歩幅の大きな歩行

図17 locomotor unitの運動と倒立振子

振子を形成するには十分な進行方向への初速が必要となる．

また，同様に，歩幅の大きさも倒立振子の形成に影響を与える．たとえば，歩幅が小さければ重心位置の上下動が小さいので倒立振子を形成するための位置エネルギーは少なくてすむが，歩幅が大きければより大きな位置エネルギーが必要となる．したがって，初速時に求められる運動エネルギーも変化する．以上のように，倒立振子が成立するかどうかはlocomotor unitの初速と歩幅で決まるといえる．

2）locomotor unitと遊脚振子

Locomotor unitに生じる運動の特徴と倒立振子の関係を紹介したが，次に遊脚期に生じる振子運動についてまとめたい．遊脚期の運動は単純な振子運動ではなく，大腿部と下腿部の動きのタイミングが違う二軸振子の性質をもっている（遊脚振子）．図18に示すように，単脚立脚期で股関節が伸展した後，大腿部を前方に移動させる速度が得られれば，反対側に体重を移しながら膝関節の屈曲が起こり，遊脚期に移行することができる．ここで重要なことは，膝関節の屈曲が起こる時期は前遊脚期であり，まだ立脚期の途中である

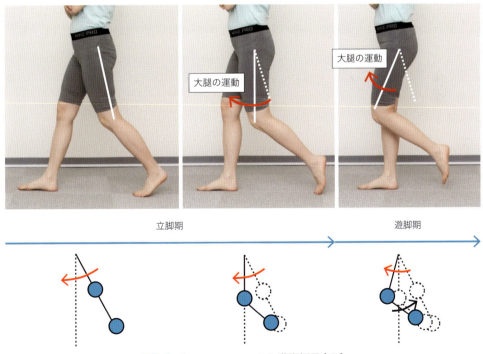

図18　locomotor unitと遊脚振子（1）

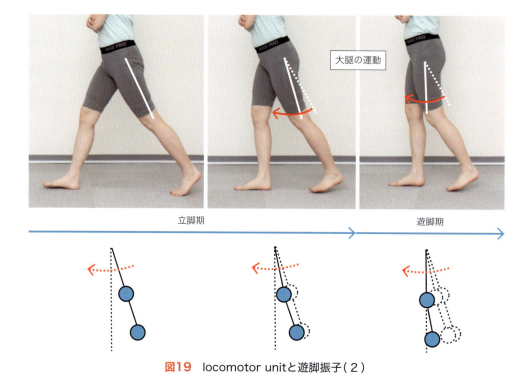

図19 locomotor unitと遊脚振子（２）

ことである．膝関節の屈曲はこの時の大腿部と下腿部の速度差によって得られる．

　反対に，股関節の屈曲速度が不十分な場合には，大腿部と下腿部の速度差が生じないため膝関節の屈曲は起こらない（図19）．この場合，遊脚期の膝関節屈曲は認められず，遊脚側のクリアランスの低下につながると考えられる．

３）passenger unitと床反力

　Passenger unitの「passenger」とは「乗客」という意味であり，通常は直接的に歩行運動に影響しない．一般的には，passenger unitの重心位置はおおよそ第10胸椎あたりにあり，歩行中には上下方向に４cm程度，左右方向に４cm程度の振幅で振動している．両肩を結んだラインと骨盤の腸骨稜を結んだラインの位置関係はおおよそ平行に推移し，通常は左右方向には非常に安定した運動を行っている．しかし，前後方向では骨盤，体幹，頭部の振幅に差があり，歩行中の骨盤の振幅は大きく，頭部の振幅は小さくなり，頭部が安定するように制御されている．この前後方向の振幅は歩行速度に依存しており，速度が速くなれば大きく，遅くなれば小さくなる特徴がある．

2. locomotor unit, passenger unit

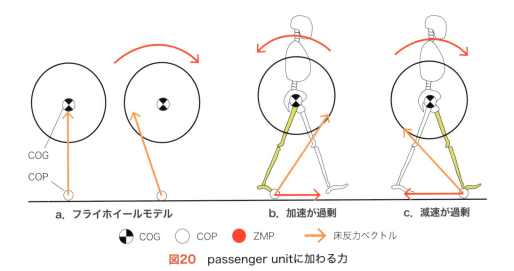

a. フライホイールモデル　　b. 加速が過剰　　c. 減速が過剰

● COG　　○ COP　　● ZMP　　→ 床反力ベクトル

図20　passenger unitに加わる力

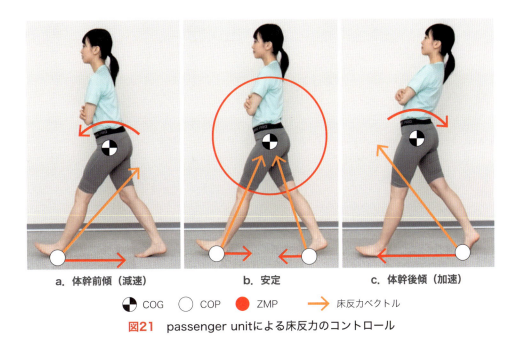

a. 体幹前傾（減速）　　b. 安定　　c. 体幹後傾（加速）

● COG　　○ COP　　● ZMP　　→ 床反力ベクトル

図21　passenger unitによる床反力のコントロール

　前後方向のpassenger unitの動きを，回転円盤（フライホイール）をモデルにして説明する．COPから立ち上がる床反力ベクトルが回転する軸であるCOGにまっすぐ向かっている状態では，フライホイールに回転が生じることはない．しかし，床反力ベクトルがCOGからずれると床反力による回転運動が生じることになる（図20a）．

　これを歩行運動にあてはめると，歩行時のpassenger unitが後方に倒れたとすると，こ

の時の床反力ベクトルはCOGの前方を通ったことになる．したがって，床反力前方分力が過剰な場合（加速されている），passenger unitは後方に倒れると考えられる（図20b）．反対に，歩行時のpassenger unitが前方に倒れた場合には，床反力ベクトルはCOGの後方を通り，床反力後方分力が大きい（減速されている）ことになる（図20c）．

　これを突き詰めて考えると，間接的な影響しか与えないはずのpassenger unitの運動により床反力の方向が変化することになる．たとえば，図21bのようにpassenger unitが安定している場合には，床反力はCOGに向かっているはずである．この時，無理やり体幹部を前傾させると，前傾させる力を生むために床反力ベクトルはCOGの後方を通らなければならない（図21a）．結果的に床反力の後方分力が増加し歩行は減速されることになる．反対に，体幹部を後傾させると床反力ベクトルはCOGの前方を通らなければならない（図21c）．結果的に床反力の前方分力が増加し歩行は加速される．

第I部　歩行の基礎知識

03 歩行相の運動学

1. 倒立振子に関わる運動

1）歩行の位相

　第1章で述べたように，歩行は時間的にいくつかの歩行相に分けることができ，一般的には8つに分けられることが多い（初期接地，荷重応答期，立脚中期，立脚終期，前遊脚期，遊脚初期，遊脚中期，遊脚終期，図1a）．しかし，このような区分の必然性が明確でなく，歩行運動の特徴を理解しにくくなる可能性がある．そのため本書では，4つの区分（第一両脚立脚期，単脚立脚期，第二両脚立脚期，遊脚期）に分けて，運動の説明を行いたい（図1b）．さらに，第一両脚立脚期は8区分の歩行相の荷重応答期に相当し，第二両脚立脚期は前遊脚期に相当するため，これらの時期の表記にはそれぞれ荷重応答期，前遊脚期を使用することとする．

　この4相で分けた場合，それぞれの役割は明確になる．Locomotor unitの力学的要点である倒立振子と遊脚振子は，それぞれ単脚立脚期と遊脚期に生じる．同時にそれぞれの前の両脚立脚期（荷重応答期と前遊脚期）はそれぞれの振子の準備期間にあたるといえる

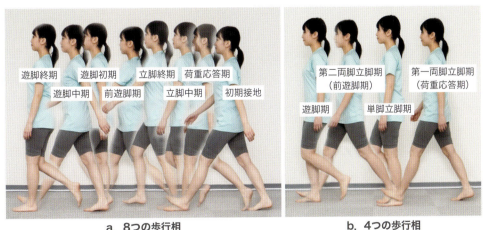

a. 8つの歩行相　　　　　　　　　　b. 4つの歩行相

図1　歩行相の区分

35

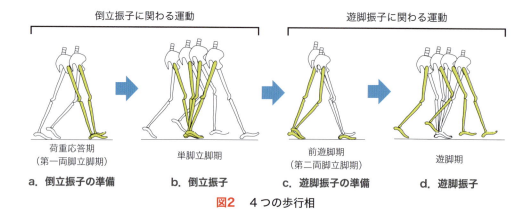

図2　4つの歩行相

（図2）．したがって，本章では倒立振子に関わる運動として荷重応答期と単脚立脚期，遊脚振子に関わる運動として前遊脚期と遊脚期を説明する．

2）荷重応答期（第一両脚立脚期）

　荷重応答期は初期接地後から反対側離地までの間の両脚立脚期である（図3）．通常，反対側の足から急激に着地側の足に荷重を移動させる時期であり，求められる機能は衝撃緩衝と減速力（breaking force）の制御である．

　着地時の衝撃力は非常に大きく，体重の60％が瞬間的に移動する（heel transient）．このため，十分な衝撃吸収機能が必要になる．基本的には接地における衝撃吸収は足関節，膝関節，股関節の各関節で生じる遠心性の筋収縮により行われる（図4）．足関節については，初期接地直後に底屈運動が生じ前脛骨筋が遠心性に働くことにより衝撃を吸収する．膝関節については，屈曲運動に伴って大腿四頭筋の筋活動が起こる．さらに，股関節では，骨盤の側方傾斜に伴った中殿筋の筋活動が生じる．

　また，荷重応答期は倒立振子を振るために十分な初速を維持しなければならない役割がある．したがって，前方への速度を維持する役割を各関節の運動が担っている．足関節については前脛骨筋が働き下腿を前方に引き出し（図5），同時に膝関節については大腿四頭筋が大腿部を前方に引き出している（図6）．さらに股関節についてはハムストリングスが働き，股関節を伸展させている（図7）．ハムストリングスについてはほかの筋が遠心性の活動であるのに対して，歩行中にあまりみられない求心性の筋収縮を行っており，この時期の股関節の伸展運動の特異性を示唆している．

1. 倒立振子に関わる運動

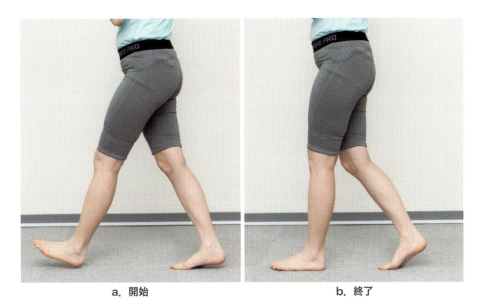

a. 開始　　　　　　　　　　　b. 終了

図3　荷重応答期(第一両脚立脚期)の運動

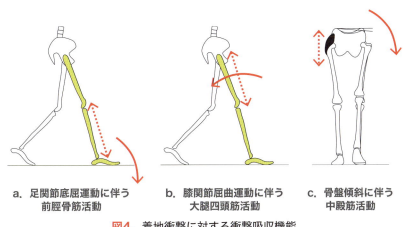

a. 足関節底屈運動に伴う　　b. 膝関節屈曲運動に伴う　　c. 骨盤傾斜に伴う
　　前脛骨筋活動　　　　　　　　大腿四頭筋活動　　　　　　中殿筋活動

図4　着地衝撃に対する衝撃吸収機能

3) 単脚立脚期

　単脚立脚期(図8)は，荷重応答期で得られた運動エネルギーを，倒立振子を形成して位置エネルギーに変換し，さらに位置エネルギーを運動エネルギーに変換する時期である．この時期の運動を形成するためには，十分な支持性を確保する必要がある．

　単脚立脚期では床反力ベクトルが関節中心の近傍を通るため，関節にあまり大きなトルクは発生しない．しかし，立脚終期にさしかかると床反力ベクトルが関節中心位置から

1-3 歩行相の運動学

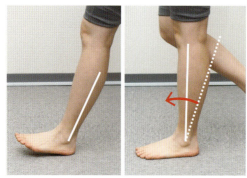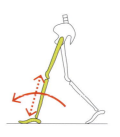

a. 開始　　　　b. 終了　　　　c. 前脛骨筋活動

図5 荷重応答期(第一両脚立脚期)の足関節の運動

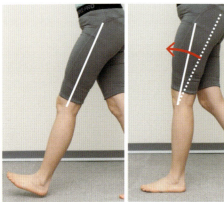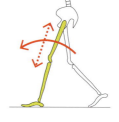

a. 開始　　　　b. 終了　　　　c. 大腿四頭筋活動

図6 荷重応答期(第一両脚立脚期)の膝関節の運動

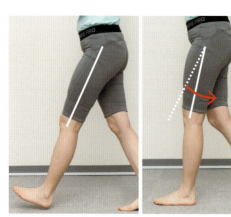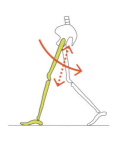

a. 開始　　　　b. 終了　　　　c. ハムストリングスの活動

図7 荷重応答期(第一両脚立脚期)の股関節の運動

1. 倒立振子に関わる運動

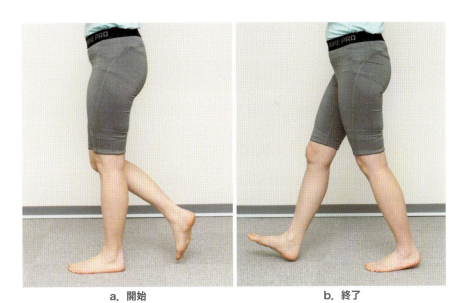

a. 開始　　　　　　　　　b. 終了

図8 単脚立脚期の運動

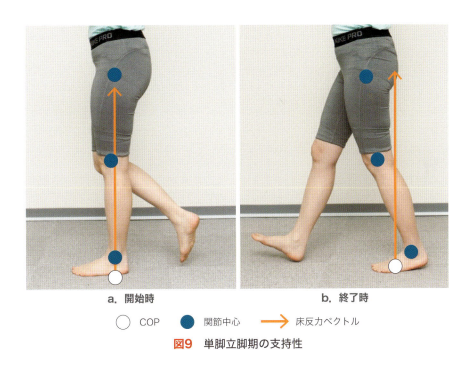

a. 開始時　　　　　　　　b. 終了時

○ COP　● 関節中心　→ 床反力ベクトル

図9 単脚立脚期の支持性

徐々に離れていくため，支持性を確保するのに十分な関節トルクが必要となる（図9）．この時期に十分な関節トルクが得られないと，過剰な屈曲が生じることがある（図10）．

特に単脚立脚期の終盤では，COPが足関節に対して大きく前方に移動するうえに全体重

1-3 歩行相の運動学

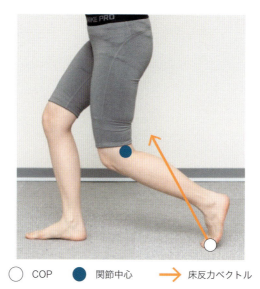

○ COP　● 関節中心　→ 床反力ベクトル

図10 単脚立脚期の膝折れ

がこの関節にかかるため，支持性を得るために下腿三頭筋のとりわけ大きな筋活動が必要になる（図11）．しかし，この時期においては背屈方向へ運動しているにもかかわらず，下腿三頭筋は筋線維の長さを変えていないとされる．なぜなら，この時に伸長されるのは腱を中心とした弾性要素であり，加わった自重が腱に弾性エネルギーとして蓄えられる．このエネルギーが単脚立脚期終了と同時に解放されることにより，底屈方向への大きなパワーを生じさせることになる[1]．

単脚立脚期の最後の時点で床反力ベクトルが膝の後ろを通ることになるため，膝関節を支持するために大腿四頭筋活動が必要になる（図12）．

股関節も単脚立脚期において強い屈筋活動が必要になる（図13）．この力は遠心性に働き，股関節の伸展角度が大きくなるほどに必要になる．その後，反対側への荷重移動と同時に股関節を屈曲方向へ運動させるための力に変化する．

股関節の伸展角度や屈曲，足関節底屈の力は，前遊脚期に下肢を前に振り出す力に変わる．したがって，単脚立脚期が不十分であれば次の前遊脚期の運動に影響を与えることになる．

1．倒立振子に関わる運動

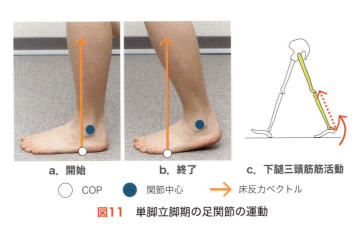

a．開始　　　b．終了　　　c．下腿三頭筋活動

○ COP　● 関節中心　→ 床反力ベクトル

図11　単脚立脚期の足関節の運動

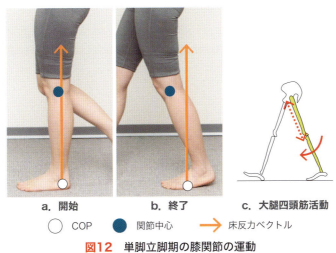

a．開始　　　b．終了　　　c．大腿四頭筋活動

○ COP　● 関節中心　→ 床反力ベクトル

図12　単脚立脚期の膝関節の運動

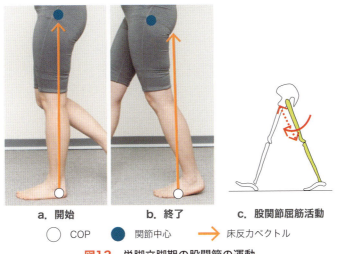

a．開始　　　b．終了　　　c．股関節屈筋活動

○ COP　● 関節中心　→ 床反力ベクトル

図13　単脚立脚期の股関節の運動

2．遊脚振子に関わる運動

1）前遊脚期（第二両脚立脚期）

　前遊脚期は，反対側の着地から対象側の離地までの間の両脚立脚期である（図14）．この時期では，急激な反対側への体重移動に伴い対象側の足が前方に加速され，振り出しに必要な運動エネルギーが形成される．この時期は立脚期であるにもかかわらず股関節は屈

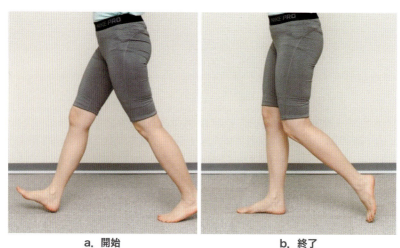

a．開始　　　　　　　　b．終了
図14　前遊脚期（第二両脚立脚期）の運動

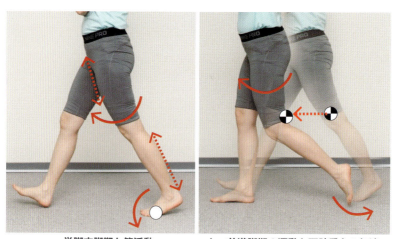

a．単脚立脚期と筋活動　　b．前遊脚期の運動と下肢重心の加速
図15　前遊脚期（第二両脚立脚期）の下肢の運動エネルギー

曲し，結果として股関節と膝関節に生じる位相差によって遊脚期の膝の屈曲運動が生じる．

単脚立脚期で生じた関節の力は，荷重が急速に反対側に移動することでストッパーが外れた状態となる．これまで体重で固定されていた関節トルクは勢いよく求心性の方向へ運動を開始する．この勢いは遊脚運動を行うための下肢の運動エネルギーに変換され遊脚振子が振られる（図15）．

この時期の足関節は，単脚立脚期に引き伸ばされた腱の弾性の影響で非常に大きく，底屈方向へ運動する．通常この時期に生じる筋活動は前脛骨筋であるが，その前脛骨筋活動

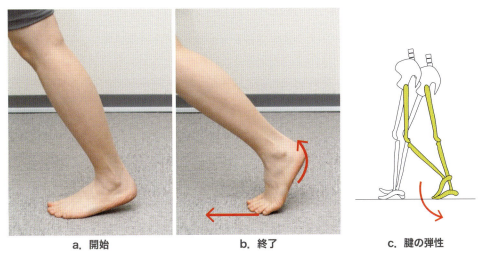

a. 開始　　　b. 終了　　　c. 腱の弾性

図16 前遊脚期（第二両脚立脚期）の足関節の運動

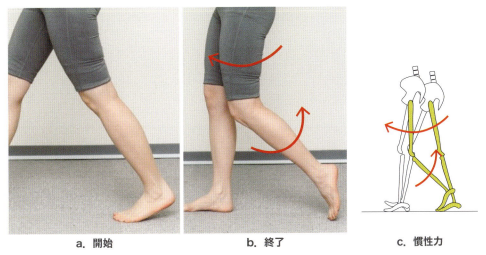

a. 開始　　　b. 終了　　　c. 慣性力

図17 前遊脚期（第二両脚立脚期）の膝，股関節の運動

に打ち勝つだけの大きな底屈トルクが生じている．底屈方向への運動は床反力の水平分力を生じさせ，カタパルト[注]のような役割で下肢を加速していると考えられる（図16）．

この時期に重要な膝関節の運動は屈曲である．しかし，この時期に働いている筋は大腿四頭筋であり，筋活動としては膝を伸ばそうとしていることになる．

膝を曲げる力は，股関節屈筋が生み出す股関節の屈曲運動の結果，大腿部が強く振り出されることに対して，その慣性力により生じていると考えられる（図17）．

2）遊脚期

遊脚期は，前遊脚期で得られた運動エネルギーを用いて下肢を振り出し，遊脚側のクリアランスを確保しながら，次の着地の準備をする時期である（図18）．

この時期に重要になるのは，下肢の屈曲によるクリアランスの確保と次の着地の準備となる遊脚終期の膝関節伸展である．

膝の伸展運動が生じるためには，前遊脚期から遊脚初期にかけて股関節が十分な屈曲速度を有することが求められる．遊脚期の終盤で股関節伸筋が働き，股関節屈曲運動を減速させることで慣性力により膝関節が伸展する．このような膝の伸展運動は，荷重応答期の準備となると考えられる（図19）．

足関節は遊脚側のクリアランスを保つために前脛骨筋が働いている．遊脚終期にはこの活動が接地の瞬間の衝撃緩衝の準備にもなっている（図20）．膝関節は股関節の運動の慣

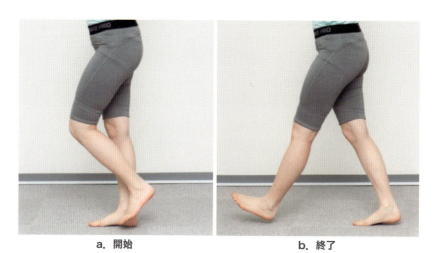

a. 開始　　　　　　　　　b. 終了
図18　遊脚期の運動

注）火薬，蒸気力，スプリングなどを利用して，狭い場所から航空機を発進させる装置

2. 遊脚振子に関わる運動

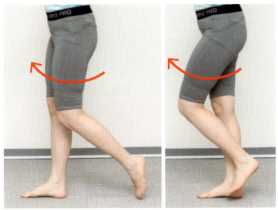
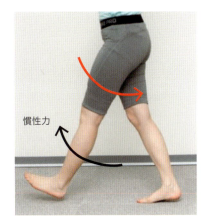

a. 十分な股関節屈曲速度   b. 減速により膝伸展

図19 股関節の減速と膝関節への慣性

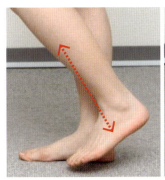
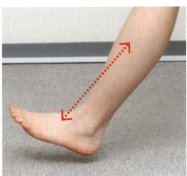
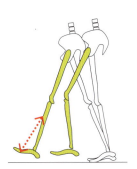

a. 遊脚初期   b. 遊脚終期   c. 前脛骨筋活動

図20 遊脚期の足関節の運動

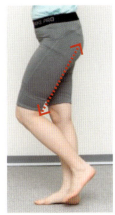
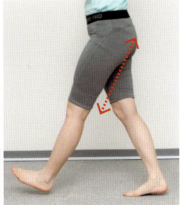
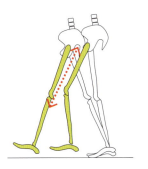

a. 遊脚初期   b. 遊脚終期   c. ハムストリングスの活動

図21 遊脚期の膝, 股関節の運動

性により伸展する．股関節については伸筋としてハムストリングスが働いている（図21）．

▶文 献

1）Fukunaga T, et al: In vivo behaviour of human muscle tendon during walking. *Proc Biol Sci* **268**: 229-233, 2001

第II部
歩行の評価

第Ⅰ部は，一般的な健常者の歩行運動について解説を試みた．しかし，ここまでの内容だけでは単に良い歩行とはどういうものかということについて記述しているにすぎない．したがって，なんらかの問題を抱えた良くない歩行を改善するための基礎知識としては，まだ不十分である．歩行再建に役立てるためには，良くない歩行とはどのようなものであり，どのような問題が生じているのかを評価するための知識が必要になるだろう．

　第Ⅱ部では歩行に生じている問題を分析するうえでの基礎的な評価と考え方について紹介したい．

第Ⅱ部　歩行の評価

04 歩行障害とその様態

1. 歩行障害の観点

1）歩行パフォーマンスと歩行パターン

　歩行における問題点を把握するうえで，何が問題であるかを認識するためには，その問題を評価するための「ものさし」が必要である．たとえば，足を引きずるようにして歩く人を見かけた場合，歩き方が普通ではないということは誰もが感じるであろう．しかし，なぜその歩き方に問題があると感じるかについては，それぞれが使用する「ものさし」により異なる．ある人は「歩き方がおかしいから問題がある」と感じるかもしれないし，また別のある人は「歩くスピードが遅いから問題がある」と考えるかもしれない．もし特徴的な歩き方を問題視した場合には，歩き方を良くする練習（たとえ，それが歩行速度の低下につながったとしても）を行うことになり，スピードが遅いことが問題だと考えた場合には，歩行速度を速くする練習（たとえ，それが歩容を悪化させたとしても）を行うことになるだろう．しかし，それぞれの練習が本当にその歩行障害を負った人の歩行再建につながるかどうかは定かではない．なぜなら，どのような「ものさし」がその歩行における主要な問題点を形成しているのかがわからないからである．

　一概に歩行機能といっても，速度，持久力，安定性，効率などさまざまな構成要素があり，1つの代表値で包括的に歩行全体の能力を表すのは難しい．したがって，本書では歩行機能を歩行パフォーマンスの側面からみた場合と歩行パターンの側面からみた場合に分けて考えてみたい（図1）．まず，歩行のパフォーマンスを運動学的な特徴（運動の仕方）は問わず，移動速度や持久性などの歩行運動の性能を表す評価と定義する．代表的な評価方法として，快適歩行速度や6分間歩行距離などが相当する．これらの評価は「どのようにして歩行を行っているか」については考慮されず，「どれだけの歩行能力をもっているか」のみに着目している．したがって，どのような歩き方であっても，速く，もしくは遠くまで移動できる能力をもつことが良い歩行であるとみなされる．

　一方で，歩行パターンは歩行の仕方（いわゆる「歩き方」），つまり歩行における運動学的な特徴を表す指標を意味し，歩行機能の性能（速さや持久力など）については問わな

2-4 歩行障害とその様態

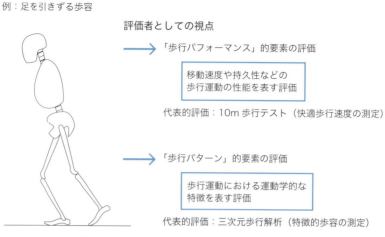

図1 歩行パフォーマンスと歩行パターンの定義

い．歩行の速度より，その歩行におけるさまざまな運動の正常性を優先させる視点である．代表的な評価方法としては三次元歩行解析（3 dimensional gait analysis：3 DGA）などがあげられる．

2) 歩行パフォーマンスの重要性

評価者として歩行運動を観察する場合，歩行パターンの異常のほうが歩行パフォーマンスの低下よりも目に留まる．このため，歩行評価が外形的な運動の仕方の評価だけに偏る場合がある．たとえその道の専門家であったとしても，見た目の印象による影響は避けがたい．しかし，生活者としての視点で考えると，見た目により良く歩くことよりも，目的とする場所に速く移動できるほうが優先度は高くなる．これは歩行という動作が日常生活場面における基本的な移動手段であることから，速度が遅くなることの影響のほうが大きいためである．事実，さまざまな疾患において，歩行パフォーマンス，特に歩行速度は日常生活に直結し，臨床的な機能障害の重症度を表す指標とされる．

たとえば，高齢男性では歩行速度と死亡率に関連があるとされている．歩行速度が0.82 m/s以上で歩く者はそれより遅い者よりも約5年の追跡期間における死亡率は低く，1.36 m/s以上の歩行速度では追跡期間中に亡くなった人はいなかったとする報告がある[1]．この報告では，時速5 kmで歩くことができれば，「死神の鎌から逃げ切れるだろう」と考察している．

表1 脳卒中後片麻痺者のspeed dependent classification (Perry J, et al, 1995より引用[2])

household ambulator	0.4m/s以下 （10m歩行速度　25秒以上）
limited community ambulator	0.4〜0.8m/s （10m歩行速度　12.5〜25秒）
community ambulator	0.8m/s以上 （10m歩行速度　12.5秒以下）

また，脳卒中後片麻痺者における歩行速度は，日常生活の活動範囲を決定づける．**表1**に脳卒中後片麻痺者を対象とした快適歩行速度と，日常生活における歩行の状況の関連性を示した分類を示す（speed dependent classification）[2]．この分類では0.4 m/s以下でしか歩けない場合，屋内で歩行ができたとしても屋外の移動手段として歩行をすることはできないとし，屋外で問題なく歩行するためには0.8m/s以上の速度が必要であるとされている．

さらに，さまざまな疾患の重症度と歩行速度の間には明確な関連が認められる．パーキンソン病患者における疾患重症度の総合評価であるunified Parkinson's disease rating scale（UPDRS）[3]のスコアも快適および最大歩行速度と関連するとされる[4]．多発性硬化症の臨床的障害度評価であるexpanded disability status scale（EDSS）[5]においても，患者の歩行可能範囲は障害度評価の重要な部分を担っている．

以上のように，歩行パフォーマンスを評価することは日常生活における移動機能そのものを評価することと同義であり，疾患の重症度の指標にもなる．したがって，歩行再建に向けた評価においてまず優先すべき指標は，歩行速度のような歩行パフォーマンス指標だと考える．

3）歩行パターンの意義

それでは，歩行パターンはどのように考えられるだろうか．実際に歩行パターンの改善を伴わなくても，歩行パフォーマンスの改善が得られる場合がある．たとえば，脳卒中後片麻痺者における歩行機能の縦断的な改善の様子を調べた研究では，歩行パターン（この場合は歩行時の筋活動パターン）の変化がみられなくても歩行速度に改善が得られることが報告されている[6,7]．このことから，脳卒中後片麻痺者における歩行機能の改善の多くが，麻痺側における協調された運動の再学習というよりも非麻痺側の代償的な戦略の学習によるのではないかと考えられている．極論を述べると，歩行パターンの改善がみられなくても，歩行速度を改善させることができるならそれでよいと捉えることも可能である．

一方で，このような代償的な戦略を継続していくと何が起こるだろうか．同様に脳卒中

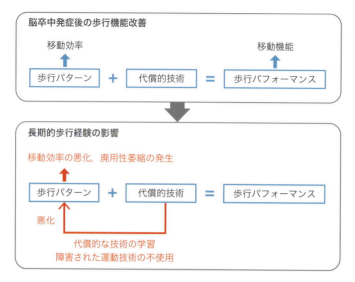

図2 代償運動と歩行パターンの関係

　後片麻痺者の歩行を例にして考えてみる．前述のとおり，片麻痺歩行における歩行速度の改善は歩行パターンの改善を伴わずに得られるため，たとえ歩行速度が改善したとしても，片脚で支えている時間や歩幅の左右差で示される歩行の非対称性には変化がみられない[8]．しかし，歩行の非対称性は，歩行の効率性の低下や歩行コストの増大に直結する問題であり[9,10]，麻痺側の大腿骨頸部の骨密度を低下させる結果につながることも知られている[11]．したがって，代償的な戦略によって歩行速度を改善させたとしても，一方でその代償的な技術により歩行パターンを悪化させ，全体的な効率の低下や障害側の廃用性の能力低下を助長するという皮肉な結果につながる可能性がある（図2）．事実，歩行の非対称性は，発症から時間を経過するとともに悪化するという報告もあり[12]，代償的な技術が日常的に繰り返されることの問題を示唆している．

4）歩行パフォーマンスと歩行パターンの回復

　歩行パフォーマンスの改善が歩行パターンの改善なしに得られるとしても，歩行パターンの改善は歩行パフォーマンスの改善にまったく影響しないと考えてよいのであろうか．これを知るために，回復期病院に入院中の脳卒中後片麻痺者を対象にして，歩行中の筋電図パターンが健常者に近いパターン，つまり正常パターンを示すかどうかで数値化して分類し，歩行速度の改善の程度を比較した（図3）．自立して歩行が可能なfunctional

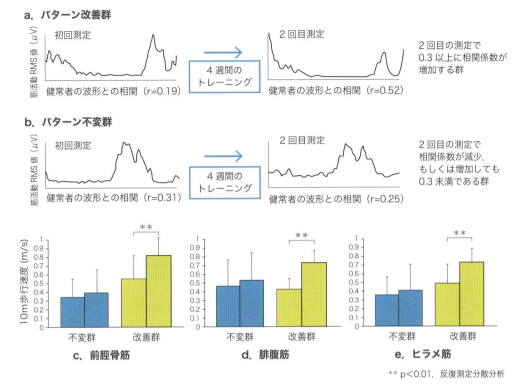

図3 歩行筋電図パターンの改善と歩行速度の変化（未発表データより）

ambulation category（第5章，**表1**参照）レベル3以上の脳卒中後片麻痺者16名の歩行中の下腿部の筋活動（前脛骨筋，腓腹筋，ヒラメ筋）を測定し，それぞれ健常者12名の平均筋活動パターンと比較した．4週間のリハビリテーションの結果，健常者の平均波形との間の相関係数が類似する方向へ十分な変化を示した群（パターン改善群：**図3a**）と類似する方向へ変化しなかったか，あるいは変化したとしても不十分な類似性しか示さなかった群（パターン不変群：**図3b**）に分割し，その間の歩行速度の改善を調べた．結果的に歩行速度は，パターン改善群のみ統計学的に有意な変化を示し，パターン不変群では増加傾向にはあるが統計学的な有意差は認められなかった．

また，同様の手法で，歩行の運動学的パターンについても回復期病院に入院中の脳卒中後片麻痺者を対象にして，健常者との関節角度波形の類似性の変化を調べた（**図4**）．筋電図パターンと同様に，まず健常者16名を対象に股関節，膝関節および足関節の関節角度波形を測定し，平均関節角度波形を算出した．この平均関節角度波形を正常パターンとみなし，自立して歩行が可能であるfunctional ambulation categoryレベル3以上の脳卒

2-4 歩行障害とその様態

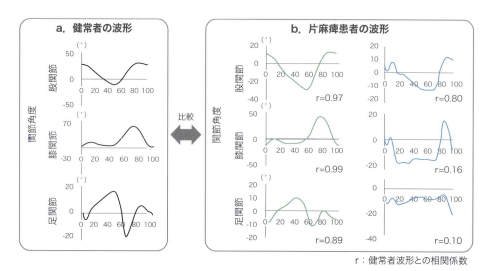

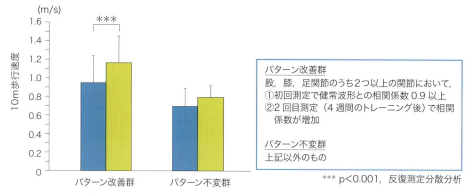

図4 歩行中の運動学的パターンの改善と歩行速度の変化（未発表データより）

中後片麻痺者22名のそれぞれの関節角度波形との相関係数を算出した．その結果に基づき，パターン改善群とパターン不変群に分け，その間の歩行速度の改善の程度を比較した．結果は，筋電図による結果と同様にパターン改善群のみで統計学的な有意差が認められた．

　以上の結果は，歩行パフォーマンスの改善の程度が歩行パターンの改善に影響を受けることを示唆している．より大規模な先行研究[13]において，歩行速度が速い患者の歩行パターンは健常者に似ており，健常者とかけ離れた歩行パターンの者の歩行速度は低下しているとされている．前述の結果とあわせて考えると，より高い歩行パフォーマンスを身に付けるためには，より健常者に類似した歩行パターンが求められることを示しているといえる．

2. 歩行パターンの代表的特徴

1）歩行パターンの対称性

　歩行パターンの評価の概要を知るために，歩行パターンの異常性を表す代表的な特徴について解説する．そもそも歩行は一歩ごとに連続して倒立振子を形成し続ける運動であるため，右足の運動と左足の運動は対称的となるはずである．しかし，いずれかの足になんらかの問題が生じた場合には，左右の運動が非対称になる．このような歩行パターンの変化に対する評価として，さまざまな対称性指標が用いられる．

　対称性には時間的対称性と空間的対称性があり，それぞれは区別して評価されている．対称性指標は主に脳卒中後片麻痺者を対象に用いられることが多いが，その計算方法は統一されているわけではない（表2）．時間的対称性とは，歩行周期における両脚立脚期と単脚立脚期などのように時間的因子について算出される指標である．一歩行周期において，それぞれの歩行相の時間を計測し，左右で同じ相における時間比を計算する．たとえば，遊脚期が反対側の遊脚期より長くなるとすると，それぞれの対称性指標は算出方法に応じて変化することになる（図5）．一方，空間的対称性は，歩幅や関節角度の左右差に対して時間的対称性と同じ計算方法を用いて算出される．したがって，時間的対称性と同様に歩幅の左右差が大きくなると，それぞれの対称性指標が変化することになる（図6）．また，同様の計算方法で床反力の非対称性を計算することもできる．

2）歩行パターンの変動性

　歩行は基本的に同じ運動の反復であるため，理想的には一歩一歩の変動は少なくなるべきである．しかし，歩行が安定しなくなった時は一歩ごとの運動の変動の幅は大きくなる．このような観点から，運動の安定性の指標としてさまざまな変動性の指標が用いられる．

　代表的な変動性の指標としては，標準偏差（standard deviation：SD）や変動係数（coefficient of variation：CV）がある（表3）．安定性の低い歩行では，さまざまな歩行

表2 歩行における対称性の計算方法

symmetry ratio（ratio）	・障害側/非障害側 ・1－対象側/反対側
symmetry index（SI）	[（障害側－非障害側）の絶対値]/0.5（障害側＋非障害側）×100%

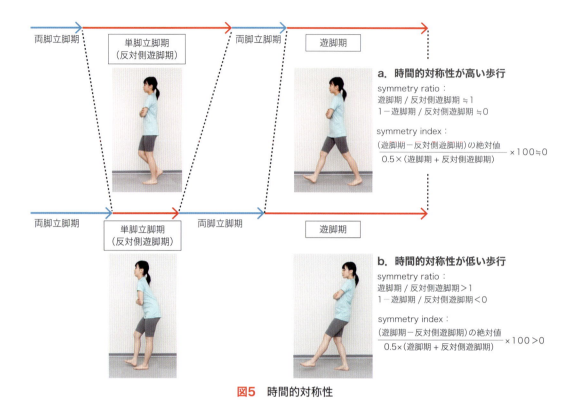

図5 時間的対称性

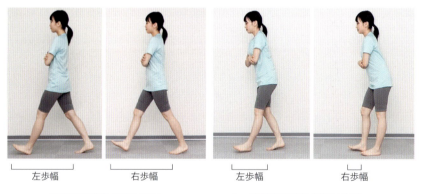

図6 空間的対称性

2. 歩行パターンの代表的特徴

表3 歩行における変動性の計算方法

standard deviation（SD）	各指標の標準偏差
coefficient of variation（CV）	各指標の標準偏差 / 平均値 ×100

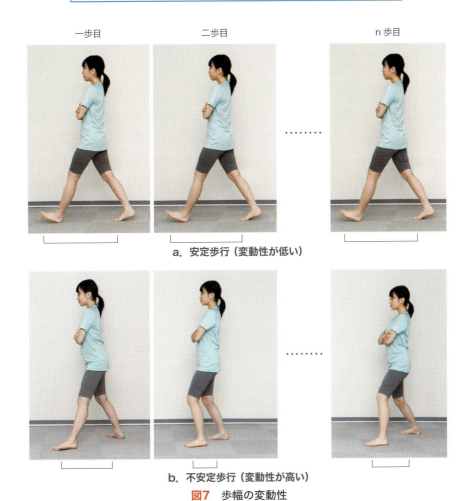

図7 歩幅の変動性
a. 安定歩行（変動性が低い）
b. 不安定歩行（変動性が高い）

パラメーターのSDやCVの値が高値を示すことになる（図7）．変動性の指標は，時間的には歩行周期，立脚時間，遊脚時間および両脚立脚時間，空間的には歩幅，ストライドや個々の関節角度などに対して算出することができる．それぞれの歩行パラメーターの平均値が正常範囲であったとしても，変動性の指標が増加している場合には，運動の精度が低下していることを示している．このような指標は，主に高齢者における転倒リスクと関連することが知られているが[14]，小脳性運動失調症患者の歩行の問題を表す指標としても用いることができる．

3. 疾患別歩行の特徴

1）脳卒中後片麻痺歩行の全体的特徴

　一般に健常者と異なるパターンの歩行は跛行と呼ばれ，疾患の特性を表す臨床所見の1つとされている．実際の歩行評価の解説の前に，各種の疾患の代表的な跛行のパターンを提示し，疾患の特異的な症状が歩行パターンに及ぼす影響について説明したい．

　まず，脳卒中後片麻痺者の疾患特性と歩行パターンについてまとめる．そもそも片麻痺とは錐体路（皮質脊髄路）障害によって生じる病態であり，損傷側の反対側の上下肢に運動障害が生じる．したがって，歩行パターンにおける最も顕著な特性は，非対称性にある．前述のとおり，歩行の非対称性は時間的対称性や空間的対称性として表されるが，これらの非対称性の評価指標は疾患の運動障害の重症度を示すBrunnstrom recovery stageやFugl-Meyer assessment scale（FMA），痙性麻痺の程度などと関連することが知られている[15〜17]．とりわけ歩行時の時間的対称性，特に遊脚期の対称性は歩行速度と強く関連する[15, 17]．なぜなら，遊脚期は反対側の単脚立脚期に相当するため，麻痺側の運動障害による支持性の低下の影響を強く受けるからである．

　しかし，一方で対称性は非麻痺側による代償の結果と考えることもできる．非対称な歩行の原因が麻痺側の機能低下によるものか，非麻痺側の機能代償によるものかについては一概に結論づけることはできないため，慎重な解釈が求められる．

a. 立脚期の膝関節屈曲パターン（図8）

　脳卒中後片麻痺者の特徴的な歩行パターンは，膝関節に表れるとされる[18]．低速度の歩行における立脚期のパターンは大きく分けると2つあり，1つは過剰に膝関節が屈曲するパターン，もう1つは膝関節が過剰に伸展するパターンである．

　過剰な膝関節屈曲が生じるパターンにも2つあり，1つは麻痺側初期接地後の荷重応答期に足関節の過剰な背屈を伴った膝関節の屈曲が生じるパターン（図8b，buckling knee pattern），もう1つは膝関節が30°程度の屈曲位（足関節は底背屈中間位もしくはわずかに底屈位）で立脚期を通して動きがないパターン（図8c，stiff knee pattern）である．両パターンとも荷重応答期から単脚立脚期にかけては過剰な膝関節屈曲位となるパターンであるが，遊脚終期に一度，膝関節が伸展してから荷重とともに膝関節が屈曲する（buckling knee pattern）か，遊脚終期も一貫して膝関節が軽度屈曲位で固定されているか（stiff knee pattern）に違いがある．

3. 疾患別歩行の特徴

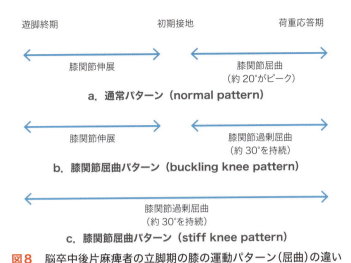

図8 脳卒中後片麻痺者の立脚期の膝の運動パターン(屈曲)の違い

通常歩行では，初期接地の後で股関節は伸展，膝関節は屈曲，足関節は底屈方向に運動する．しかし，この動きを肢節ごとに分解して考えてみると，図9のように大腿部，下腿部および足部ともに前方方向へ回転しており，実際には回転方向はすべて同じである．Buckling knee patternにおいて，荷重応答期に膝関節が屈曲してみえるのは下腿の回転速度が速く，大腿の回転速度が遅いことに起因する（図10）．下腿の回転速度の増加が生じる原因の1つは，初期接地の瞬間の下腿の垂直線に対する角度にあると考えられる．図11のように，通常歩行では接地の瞬間に下腿の傾斜角度は後方に傾いており，重力は下腿の前方回転に対し抵抗する方向に働く．しかし，一方でbuckling knee patternの場合，多くは下腿が垂直線に対して前傾位に位置することになる．この結果，重力は下腿の前方回転を助長するように働き，下腿の回転速度を増加させることにつながる．

b. 立脚期の膝関節伸展パターン

一方で，立脚期に膝関節が過剰に伸展するパターンにも2つの種類がある．1つは初期接地直後から膝関節が急激に伸展し（伸展スラストと呼ばれる現象），過剰な膝関節伸展が生じるパターン（図12b，extension thrust knee pattern）であり，もう1つは荷重応答期の運動は通常歩行と同じだが，単脚立脚期に膝の過剰な伸展が生じるパターン（図12c，recurvatum knee pattern）である．

膝関節伸展パターンの歩行においても屈曲パターンと同様に，大腿部と下腿部の運動の速度差が問題となる．荷重応答期に膝関節の伸展スラストを認める歩行では，この時期に

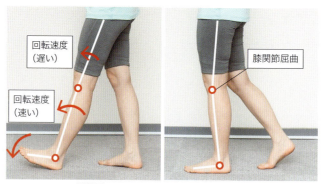

　　　a. 開始時　　　　　　　b. 終了時
図9 通常パターンにおける荷重応答期の膝関節屈曲運動

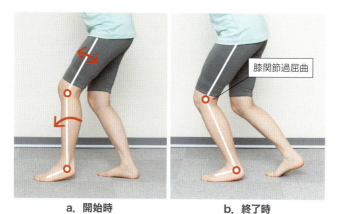

　　　a. 開始時　　　　　　　b. 終了時
図10 buckling knee patternによる荷重応答期の膝関節屈曲運動

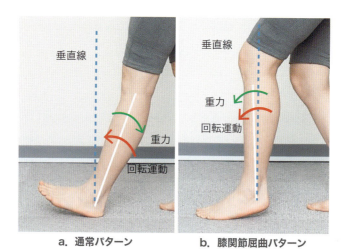

　　a. 通常パターン　　　　b. 膝関節屈曲パターン
図11 buckling knee patternパターンにおける初期接地時の下腿傾斜

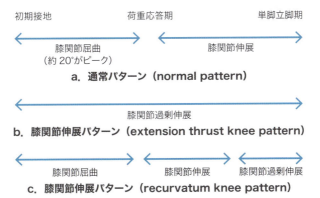

a. 通常パターン（normal pattern）

b. 膝関節伸展パターン（extension thrust knee pattern）

c. 膝関節伸展パターン（recurvatum knee pattern）

図12 脳卒中後片麻痺者の立脚期の膝の運動パターン（伸展）の違い

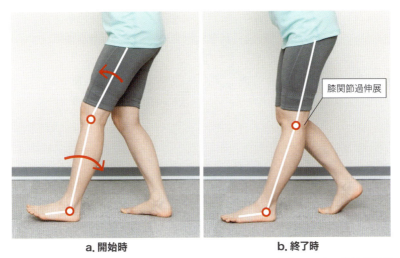

a. 開始時　　　　　　　　　b. 終了時

図13 extension thrust knee patternによる荷重応答期の膝関節伸展運動

　下腿の前方への回転運動の停止，もしくは後方回転が生じる．しかし，大腿部は前方回転したままなので，結果的に膝関節の過剰な伸展運動が生じることになる（図13）．

　さらに図14のように，通常歩行では単脚立脚期に下腿と大腿の回転速度はほぼ同じであり，終了時は膝関節角度が一定の状態で反対側の接地に至る．しかし，この時期まで通常パターンと変わらない運動を行っていても，反対側の離地と同時に膝関節の過伸展が生じることがある．この場合も，荷重応答期で生じた変化と同様に下腿の急停止，もしくは後方回転が原因となっている（図15）．

　下腿の急激な停止の理由はさまざまであるが，どの時期に急減速が生じたとしても，その時期にpassenger unitの前方傾斜が大きくなる（図16）．膝関節の運動では観察が曖昧になる場合でも，体幹傾斜を観察すると歩行において同様の現象が起きていることを確認

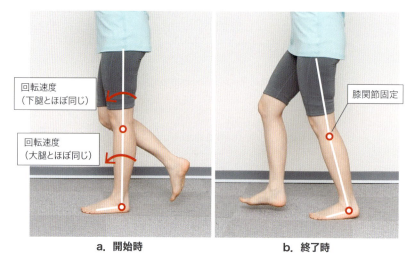

図14 通常パターンにおける単脚立脚期の膝関節伸展運動

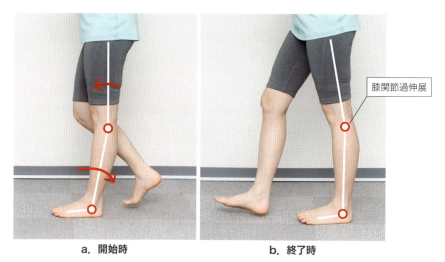

図15 recurvatum knee patternによる単脚立脚期の膝関節伸展運動

できる．

c．遊脚期の膝関節伸展パターン

　遊脚期においては膝関節が適切に屈曲しないパターンが2つ存在する．1つは前遊脚期に膝関節が屈曲せず，遊脚期にも十分な膝関節屈曲が得られないパターンであり（**図17b**，stiff knee pattern 1），もう1つは前遊脚期に屈曲するが，遊脚期に入ると伸展するパターン（**図17c**，stiff knee pattern 2）である．

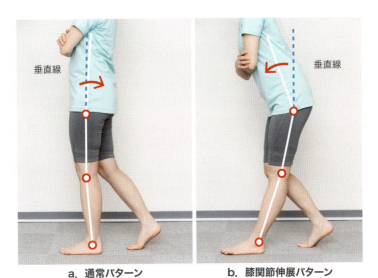

a. 通常パターン　　　b. 膝関節伸展パターン

図16 膝関節伸展パターンにおける体幹傾斜

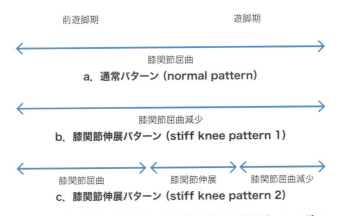

図17 脳卒中後片麻痺患者の遊脚期の膝の運動パターンの違い

　通常のパターンでは，単脚立脚期では下肢全体が前方に傾斜していく方向（図18a，単脚立脚期）に回転していたところに，反対側接地直後から大腿部の回転方向が変化し（図18b，前遊脚期），結果として生じる大腿部と下腿部の速度差により，この時期に膝関節の屈曲運動が生じる．一方，遊脚期の膝関節伸展パターンの特徴は，大腿部と下腿部の十分な速度差をつくれないことにある．図17b, cの２つの膝関節伸展パターンは速度差をつくれない時期によって区別できる．

　まず前遊脚期に膝関節の屈曲が生じないパターン（stiff knee pattern 1）では，大腿部は回転方向を変えるべき時期であるにもかかわらず，停止もしくは逆方向（股関節伸展方

2-4 歩行障害とその様態

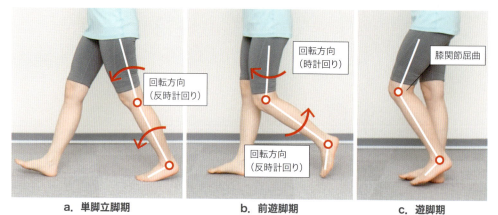

a. 単脚立脚期　　　　　b. 前遊脚期　　　　　c. 遊脚期

図18 通常パターンにおける前遊脚期－遊脚期の膝関節屈曲運動

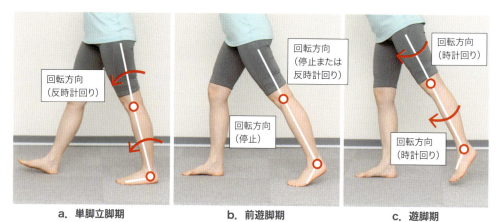

a. 単脚立脚期　　　　　b. 前遊脚期　　　　　c. 遊脚期

図19 stiff knee pattern 1における前遊脚期－遊脚期の膝関節屈曲運動

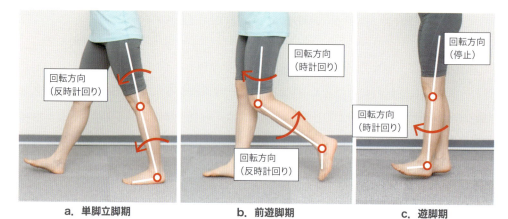

a. 単脚立脚期　　　　　b. 前遊脚期　　　　　c. 遊脚期

図20 stiff knee pattern 2における前遊脚期－遊脚期の膝関節屈曲運動

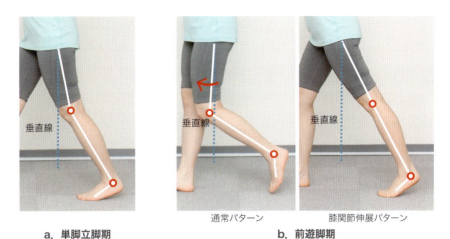

a. 単脚立脚期　　　　　　　b. 前遊脚期

図21 stiff knee pattern 1における前遊脚期の股関節運動

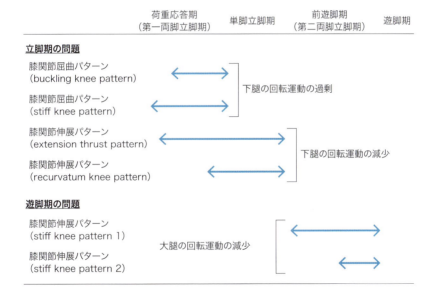

図22 脳卒中後片麻痺者の遊脚期の膝の運動パターンの違い

向）へ運動する（**図19b**，前遊脚期）．その後，離地に伴って大腿はようやく前方へ回転（股関節屈曲方向）し始めるが，結果的に大腿部と下腿部の速度差は生じず，膝関節は伸展位を保つことになる．次に遊脚期前半に膝関節が伸展してしまうパターン（stiff knee pattern 2）では，前遊脚期に大腿部は前方回転（股関節屈曲方向）の運動を始めて，この時期に膝関節の屈曲運動を生じさせる（**図20b**，前遊脚期）．しかし，離地後の遊脚期前半に股関節の運動が停止してしまい，下腿部だけが前方回転（膝関節伸展方向）が生じ

ることで膝関節の屈曲角度が減少してしまう（図20c，遊脚期）．

　前遊脚期において大腿部が前方回転（股関節屈曲方向）し，離地の直前に垂直線を越えていれば膝関節は屈曲するが，①単脚立脚期の大腿部の前方傾斜（股関節伸展角度）が垂直線からみて不十分な場合，②前遊脚期や遊脚期の前半に大腿部が停止し垂直線に対して前方傾斜したままの場合（図21b）には膝関節の伸展パターンが生じることになる．

　以上をまとめると図22のとおりである．脳卒中後片麻痺者の歩行パターンの問題は立脚期，遊脚期に膝関節運動に生じやすいが，不十分な膝関節運動は立脚期には下腿部の問題，遊脚期には大腿部の問題と深く関連している．

2）パーキンソン病の歩行重症度と歩容

　パーキンソン病患者の主要徴候は振戦，固縮，無動，姿勢制御障害であり，歩行の障害像としてはすくみ足と小刻み歩行が生じる．この疾患における歩行パラメーターの特徴としては，歩行パフォーマンスとしては歩行速度の低下，歩行パターンとしては空間的特徴である歩幅の狭小化と時間的特徴である両脚支持時間の割合の増加が知られており，不安定で転倒リスクの高い歩容となる[19]．特に歩幅の狭小化が最も顕著な特徴であり，一般的な歩行では歩行速度が歩幅と歩行率によって決まるのに対し，パーキンソン病患者の歩行では歩行率が健常者と変わらず，歩幅のみ顕著に低下する[20]．また，随意的に速度を変化させた場合においても，歩行率のみで調整し歩幅は変化しないとされる[20]．したがって，歩行パターンとしての歩幅の低下はこの疾患の最も重要な特徴といえる．

　歩幅の低下が生じる理由として，皮質による運動範囲の選択と基底核によって維持される無意識下での反復運動にミスマッチが生じるためではないかと推察されている[21]．このため，外部からの視覚，聴覚刺激により意識的に（大脳皮質が関与する）歩幅を変更させることは可能である．これは運動前野や補足運動野によって基底核機能を代償するためと考えられている[22]．

　図23は小刻み歩行時の歩行パターンを示している．この疾患における歩行パターンの特徴は，すべての関節において運動する範囲が低下するところにある．具体的には，passenger unitにおける腕の振りと体幹の回旋の減少，locomotor unitにおける股関節，膝関節および足関節の屈曲傾向と運動範囲の減少が知られている[23]．このような傾向は，薬剤の離脱に伴って生じる歩行の特徴でもあり[24]，パーキンソン病患者の代表的なパターンといえる．また，すくみ足が生じる時には，特に足関節と股関節で顕著な運動範囲の減少が認められる[25]．

3. 疾患別歩行の特徴

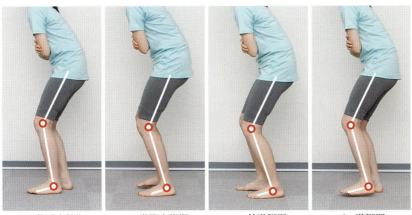

a. 荷重応答期　　b. 単脚立脚期　　c. 前遊脚期　　d. 遊脚期　　e. 運動範囲

図23　パーキンソン病患者の運動範囲の狭小化

3）小脳性運動失調症患者の歩行重症度と歩容

　小脳性運動失調症患者では，企図振戦，測定失調，協調運動障害などが生じ，歩行の臨床像としては酩酊歩行が知られている．この疾患の歩行パラメーターの特徴としては，歩行周期時間の増加，両脚立脚時間の増加，歩隔の拡大などが知られる．しかし，この疾患には定型的な歩行パターンの問題が生じるわけではないことに注意する必要がある．失調歩行の最も知られた特徴である歩隔の増大でさえ，小脳性運動失調症患者の重症度を示す international cooperative ataxia rating scale（ICARS）[26]との相関の有無についての見解は一致していない[27, 28]．その他，失調歩行の特徴である歩行速度の低下，歩隔の増加，両脚立脚期の増加などの変化は失調歩行の本質的問題ではなく，代償的な変化であると考えられている[29, 30]．

　一般に運動制御の正確性には2つの側面があるとされる[31]．1つは運動の確度と呼ばれ，目標とする真値にどれだけ近いかを表す側面である．もう1つは運動の精度であり，反復して同じ運動を繰り返すことができるかを表す側面である（図24）．前述した脳卒中後片麻痺患者やパーキンソン病患者の場合は，健常者の通常パターンと比較して運動学的な差異が生じるため，歩行パターンの確度に問題が生じているといえる．これに対して，小脳性運動失調症患者の場合は運動学的な指標は必ずしも異常値を示すわけではなく，通常の範囲にとどまることが多いとされ[29, 32]，一概に運動の確度の問題が生じるわけではない．小脳性運動失調症患者の主な問題は運動の精度にあり，反復に伴う変動幅の増大により運動に一貫性がなくなる特徴を有している．このため下肢の運動学的指標の変動係数（coefficient of variation：CV）は，ICARSとの明確な関連が認められるとされる[27]．

2-4 歩行障害とその様態

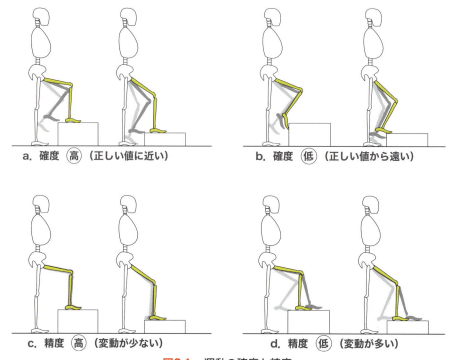

a. 確度 高（正しい値に近い）　　b. 確度 低（正しい値から遠い）

c. 精度 高（変動が少ない）　　d. 精度 低（変動が多い）

図24 運動の確度と精度

　小脳の機能を大別すると，バランス能力を担当する小脳虫部や中間部と四肢の運動制御を担当する小脳皮質に分かれる．失調歩行で顕著となる歩行の変動性は，バランス障害（バランスの制御能力の低下）によるものか協調運動障害（四肢の運動制御能力の低下）によるものかについては議論がある．失調歩行の速度低下は主にバランス障害と関連し，協調運動障害とは関連性が低いとする意見[32]や，歩行時の協調運動の時間的変動性の増加が歩行に影響するとしている意見がある[28]．

　図25は小脳性運動失調症患者の歩行のパターンを示している．運動学的な変化はさまざまであり一定のパターンを示さないが，その変動の幅は左下肢に比べて右下肢のほうが大きくなっている．この場合の失調による影響は，右下肢のほうが大きいことを示唆している．

4）脳性麻痺児の歩行の全体的特徴

　乳幼児期の脳の障害によって生じる運動障害は脳性麻痺（cerebral palsy）と呼ばれ，

3. 疾患別歩行の特徴

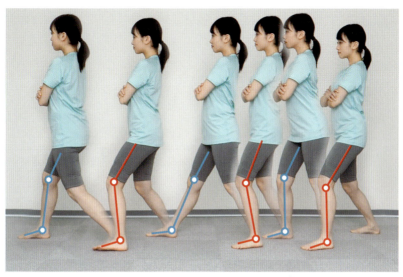

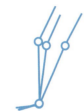　右下肢の変動幅（初期接地時）　　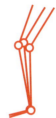　左下肢の変動幅（初期接地時）

図25　小脳性運動失調症患者における運動の変動性

　その主要な症状は損傷される脳の部位によって異なる．大脳皮質運動関連領域，特に一次運動野からの皮質脊髄路の損傷によって生じる痙直型脳性麻痺では，脳卒中後片麻痺と同じ痙性麻痺が生じる．パーキンソン病と同じ大脳基底核に損傷を受けると，定型的もしくは非定型的な不随意運動が生じるジスキネジアやジストニアとなる．また，小脳が損傷されると失調型脳性麻痺と呼ばれ，小脳失調を発症することになる．

　歩行が可能になるかどうかは，重症度により決定する．脳性麻痺の重症度分類である粗大運動能力分類システム（gross motor function classification system：GMFCS）のレベルⅡに相当する2歳までに座位保持を行うことができる児では最終的に自立した歩行が可能となり，GMFCSレベルⅢもしくはⅣではなんらかの補助具（杖もしくは歩行器）を用いた歩行が行われる（図26）．最重度のGMFCSレベルⅤに相当する2歳までに首がすわらない児では歩行を行うことはできない．

　多くの疾患で共通する歩行パフォーマンスの低下（特に歩行速度の低下）は脳性麻痺児

2-4 歩行障害とその様態

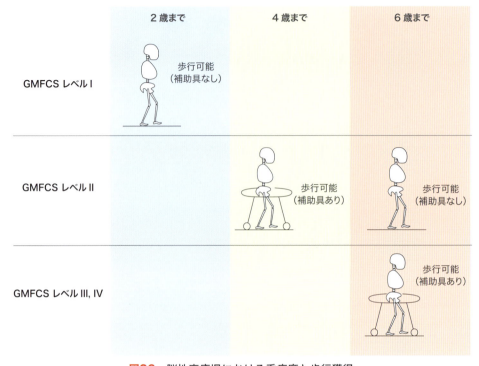

図26 脳性麻痺児における重症度と歩行獲得
GMFCS：gross motor function classification system

においても重要な問題である．歩行パターンとしての歩幅の低下，両脚立脚期の増加も共通してみられる．しかし，脳性麻痺児の歩行においては現状のパターンだけでなく，成長に伴って歩行パターンの典型的な悪化がみられることに注意する必要がある．

a．痙直型脳性麻痺児の歩行パターンの分類

痙直型脳性麻痺児における歩行パターン分類としては，Roddaの分類[33]がよく知られている（図27）．この分類では，主に両麻痺児（両下肢を中心とした痙性麻痺が存在する）や四肢麻痺児（四肢に痙性麻痺が存在する）に多くみられる一般的な歩行パターンを4つに分類している．具体的には，過剰な底屈により踵が床につかない尖足歩行（true equinus歩行），ジャンプしながら進むように立脚初期に膝が屈曲するジャンプ膝歩行（jump knee歩行），足関節の底屈は生じていないが下腿の前傾により尖足が生じる見かけの尖足歩行（apparent equinus），過剰な膝関節屈曲が特徴的なクラウチ歩行（crouch歩行）に分けられる．

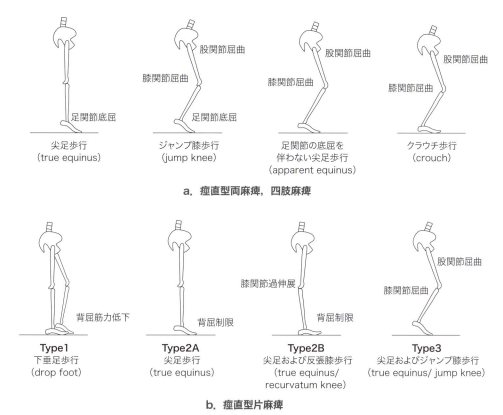

図27 痙直型両麻痺児，片麻痺における歩行パターン類型（Rodda J, et al, 2001より引用[33]）

さらに，痙直型片麻痺児においては，遊脚期につま先が持ち上げられない下垂足歩行（drop foot歩行），尖足歩行，立脚期に膝の過度な伸展が生じる反張膝歩行（recurvatum knee歩行）およびジャンプ膝歩行に分けられ，反張膝歩行とジャンプ膝歩行では尖足を伴うとされる．

痙直型両麻痺児の尖足歩行や見かけの尖足歩行は，年齢に伴ってクラウチ歩行に変化する危険性がある．このような変化はアキレス腱延長術によりかえって助長する可能性が指摘されている[34]．

b．脳性麻痺児の歩行パターンの運動学的作用

痙直型両麻痺児や片麻痺児の歩行パターンの運動学的説明に頻回に用いられている考え方として，足関節底屈-膝関節屈曲カップル（planter flexion-knee extension couple：PF-KE couple）がある[35]．PF-KE coupleとは，立脚期における足関節底屈運動が下腿を

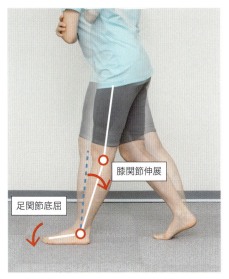

図28 PF-KE couple（反張膝歩行）

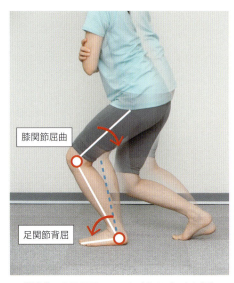

図29 PF-KE couple（クラウチ歩行）

後傾させることにより膝関節を伸展させる作用をもつことを意味する．

　この現象を特徴的な歩行パターンに当てはめて考えてみたい．まず，反張膝歩行においては立脚期に膝が過剰に伸展するが，この理由は足関節の底屈運動が生じることによる．結果的に下腿が後方に傾斜するために膝関節の伸展運動が生じる（図28）．したがって下腿三頭筋の過剰な活動は，踵が上がる尖足歩行だけでなく反張膝歩行の原因でもある．また，これとは反対に徐々に足関節の底屈筋力が失われ，足関節の底屈運動を起こせなくなると，膝関節は過剰に屈曲することになる（図29）．ジャンプ膝歩行を行っている児がアキレス腱延長術を行った後でクラウチ歩行となるのは，足関節底屈筋力が失われた結果，このメカニズムにより膝関節の過剰な屈曲が生じたためであると考えられる．

▶**文　献**

1）Stanaway FF, et al：How fast does the Grim Reaper walk? Receiver operating characteristics curve analysis in healthy men aged 70 and over. *BMJ*　343：d7679, doi：10.1136, 2011
2）Perry J, et al：Classification of walking handicap in the stroke population. *Stroke*　26：982-989, 1995
3）Ramaker C, et al：Systematic evaluation of rating scales for impairment and disability in Parkinson's disease. *Mov Disord*　17：867-876, 2002
4）Song J, et al：The relationships between the unified Parkinson's disease rating scale and lower extremity functional performance in persons with early-stage Parkinson's disease.

Neurorehabil Neural Repair 23 : 657-661, 2009

5) Kurtzke JF : Rating neurologic impairment in multiple sclerosis : an expanded disability status scale (EDSS) . *Neurology* 33 : 1444-1452, 1983

6) Den Otter AR, et al : Gait recovery is not associated with changes in the temporal patterning of muscle activity during treadmill walking in patients with post-stroke hemiparesis. *Clin Neurophysiol* 117 : 4-15, 2006

7) Buurke JH, et al : Recovery of gait after stroke : what changes? *Neurorehabil Neural Repair* 22 : 676-683, 2008

8) Patterson KK, et al : Longitudinal changes in poststroke spatiotemporal gait asymmetry over inpatient rehabilitation. *Neurorehabil Neural Repair* 29 : 153-162, 2015

9) Ellis RG, et al : The metabolic and mechanical costs of step time asymmetry in walking. *Proc Biol Sci* 280 : 20122784, doi: 10.1098, 2013

10) Awad LN, et al : Walking speed and step length asymmetry modify the energy cost of walking after stroke. *Neurorehabil Neural Repair* 29 : 416-423, 2015

11) Jørgensen L, et al : Ambulatory level and asymmetrical weight bearing after stroke affects bone loss in the upper and lower part of the femoral neck differently : bone adaptation after decreased mechanical loading. *Bone* 27 : 701-707, 2000

12) Patterson KK, et al : Changes in gait symmetry and velocity after stroke : a cross-sectional study from weeks to years after stroke. *Neurorehabil Neural Repair* 24 : 783-790, 2010

13) Mulroy S, et al : Use of cluster analysis for gait pattern classification of patients in the early and late recovery phases following stroke. *Gait Posture* 18 : 114-125, 2003

14) Brandstater ME, et al : Hemiplegic gait : analysis of temporal variables. *Arch Phys Med Rehabil* 64 : 583-587, 1983

15) Hausdorff JM, et al : Increased gait unsteadiness in community-dwelling elderly fallers. *Arch Phys Med Rehabil* 78 : 278-283, 1997

16) Patterson KK, et al : Gait asymmetry in community-ambulating stroke survivors. *Arch Phys Med Rehabil* 89 : 304-310, 2008

17) Hsu AL, et al : Analysis of impairments influencing gait velocity and asymmetry of hemiplegic patients after mild to moderate stroke. *Arch Phys Med Rehabil* 84 : 1185-1193, 2003

18) De Quervain IA, et al : Gait pattern in the early recovery period after stroke. *J Bone Joint Surg Am* 78 : 1506-1514, 1996

19) Morris ME, et al : The biomechanics and motor control of gait in Parkinson disease. *Clin Biomech* 16 : 459-470, 2001

20) O'Sullivan JD, et al : Gait analysis in patients with Parkinson's disease and motor fluctuations : influence of levodopa and comparison with other measures of motor function. *Mov Disord* 13 : 900-906, 1998

21) Morris M, et al : Three-dimensional gait biomechanics in Parkinson's disease : evidence for a centrally mediated amplitude regulation disorder. *Mov Disord* 20 : 40-50, 2005

22) Jueptner M, et al : A review of differences between basal ganglia and cerebellar control of movements as revealed by functional imaging studies. *Brain* 121 : 1437-1449, 1998

23) Murray MP, et al : Walking patterns of men with parkinsonism. *Am J Phys Med* 57 : 278-294, 1978

24) Morris ME, et al : Constraints on the kinetic, kinematic and spatiotemporal parameters of gait in Parkinson's disease. *Hum Mov Sci* 18 : 461-483, 1999

25) Alice N, et al : Does freezing in Parkinson's disease change limb coordination? A kinematic analysis. *J Neurol* 254 : 1268-1277, 2007

26) Trouillas P, et al：International Cooperative Ataxia Rating Scale for pharmacological assessment of the cerebellar syndrome. The Ataxia Neuropharmacology Committee of the World Federation of Neurology. *J Neurol Sci* 145：205-211, 1997
27) Serrao M, et al：Gait pattern in inherited cerebellar ataxias. *Cerebellum* 11：194-211, 2012
28) Ilg W, et al：Specific influences of cerebellar dysfunctions on gait. *Brain* 130：786-798, 2007
29) Mitoma H, et al：Characteristics of parkinsonian and ataxic gaits：a study using surface electromyograms, angular displacements and floor reaction forces. *J Neurol Sci* 174：22-39, 2000
30) Ebersbach G, et al：Comparative analysis of gait in Parkinson's disease, cerebellar ataxia and subcortical arteriosclerotic encephalopathy. *Brain* 122：1349-1355, 1999
31) Kandel ER, 他（編），金澤一郎，他（日本語版監）：カンデル神経科学．メディカル・サイエンス・インターナショナル，2014, pp732-754
32) Morton SM, et al：Relative contributions of balance and voluntary leg-coordination deficits to cerebellar gait ataxia. *J Neurophysiol* 89：1844-1856, 2003
33) Rodda J, et al：Classification of gait patterns in spastic hemiplegia and spastic diplegia：a basis for a management algorithm. *Eur J Neurol* 5：98-108, 2001
34) Borton DC, et al：Isolated calf lengthening in cerebral palsy. Outcome analysis of risk factors. *J Bone Joint Surg Br* 83：364-370, 2001
35) Gage JR：Gait analysis in cerebral palsy. Cambridge University Press, New York, 1991

第Ⅱ部 歩行の評価

05 歩行障害の評価

1. 歩行パフォーマンスと歩行パターンの評価

1）歩行能力の全体的評価

　歩行能力を全体的に評価する方法には，さまざまなものがある．歩行の再建というテーマで考えると，現在歩行ができない者も対象とする評価が必要であるが，そのような対象者に対する評価方法は多くない．歩行の可能・不可能にかかわらず，最も一般的に使われる総合的な歩行能力の分類指標として，functional ambulation category（FAC）がある（表1）．FACは脳卒中後片麻痺者の歩行能力を介助量と歩行環境によって分類し，0（歩行不能）〜5点（完全自立）の6段階で評価する．また，介助量という観点では機能的自立度評価表（functional independence measure：FIM）の移動項目を用いる場合もある．この評価では1（全介助）〜7点（完全自立）の7段階で評価する．

　一方，歩行が可能な者を対象とした評価としては，歩行の転倒リスクや安定性の評価と

表1　歩行機能の自立度分類

functional ambulation category（FAC）	
5	不整地，階段，斜面でも自立して歩行可能
4	平地にて自立して歩行可能
3	口頭指示または監視が必要
2	常にまたは時々（軽く触れる程度の）介助が必要
1	常に1人の介助が必要
0	歩行不能か2人以上の介助が必要

functional independence measure（FIM）	
7	完全自立：補助具なしに安全に適度な時間内に遂行する
6	修正自立：補助具を使用しているか，安全性に配慮が必要
5	監視・準備：監視・指示・促し・準備（装具の着脱は自立）が必要
4	最小介助：手で触れる以上の介助は必要なし．75％以上90％未満を自分で行う
3	中等度介助：手で触れる以上の介助が必要．50％以上75％未満を自分で行う
2	最大介助：25％以上50％未満自分で行う
1	全介助：25％未満しか自分で行わない

してdynamic gait index（DGI）が知られている[1]．この評価は8下位項目から成る評価であり，それぞれの課題を0点（重度障害），1点（中等度障害），2点（軽度障害），および3点（障害なし）の点数で評価する．歩行課題は，①平地歩行，②歩行時の速度変化，③歩行時の頭部の水平方向への回旋，④歩行時の頭部の垂直方向への回旋，⑤ピボットターン，⑥障害物のまたぎ越え，⑦障害物を避ける，⑧階段の昇段の8項目からなる．また，短縮版として，①〜④の4項目のみの評価結果（DGI-4）でも同様に評価できる[2]．

また，高い歩行レベルを有する対象者においてDGIでは天井効果（多くの者が最高点に到達してしまう）により，差別化できない場合がある．このため，DGIを修正して10項目の評価指標にしたものがfunctional gait assessment（FGA）である[3]．FGAは，DGIから「障害物を避ける」項目を削除し，新たに⑦狭路歩行，⑧閉眼歩行，⑨後ろ歩きを追加したものである．巻末資料1にFGAの評価項目を挙げる．

2）歩行パフォーマンスの評価―一般的歩行評価

歩行パフォーマンスの評価として，最も普遍的に行われるのは歩行速度の評価である．歩行速度は一般的に快適歩行速度（通常の日常生活における歩行速度）もしくは最大歩行速度（できるだけ速い歩行速度）で一定の距離を歩行した時間を計測して速度を算出する．

最もよく使われる歩行速度の測定法として，10 m歩行テスト（10 m walking test：10 MWT）がある（図1）．10 mの歩行路を設定し，両端部に2〜3 mの補助路を設定してラインを引き，足がスタートラインを横切った瞬間から再び足がゴールラインを横切るま

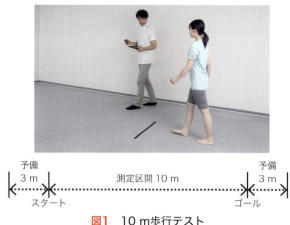

図1 10 m歩行テスト

での時間を測定する．この時，同時に歩数を計ることで，ストライド長や歩行率の近似値を測定することができる．さらに30 mの歩行路があれば，6分間歩行テスト（6 minute walking test：6 MWT）でできるだけ速く歩行させてその距離を計測し，6分間歩行距離として歩行パフォーマンスを評価することができる．この指標は心疾患や呼吸器疾患の患者の予後との関連が指摘されている[4]．

　また，機能的な移動能力を評価する指標としてはtimed up & go test（TUG）[5]が多く用いられる（**図2**）．歩行路に椅子とコーンを設置し，椅子の先端からコーンの向こう側までを3 mの長さとする．開始合図で立ち上がって素早くコーンに向かって歩き，コーンを回って椅子に戻り，再び座るまでの時間を計測する．

　総合的にパフォーマンスを評価する指標としては，Emory functional ambulation profile（E-FAP）が知られる[6]．E-FAPは，①通常の床面上での歩行，②カーペット上での歩行，③TUG，④障害物，⑤階段の5つの下位項目で構成されており，5つの測定の合計時間をE-FAPの総合点数とする．E-FAPの項目の具体的な内容は**巻末資料2**に示す．

　そのほかにも，歩行時のエネルギー効率を示す指標として，physiological cost index（PCI）が簡易的に用いられることがある．安静時の心拍数を計測し，さらに2〜3分程度の歩行中に心拍数と歩行速度を計測することで算出できる．PCIは安静時から歩行時に増加した心拍数（拍/分）の差分を歩行速度（m/分）で除したものとして表されるのが一般的であるが，歩行直後の心拍数が用いられる場合もある．

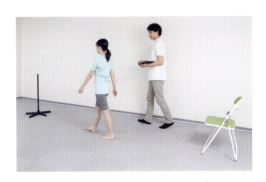
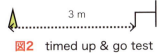

図2　timed up & go test

3）歩行パターンの評価

歩行パターンの評価として，研究的に最も多く用いられる測定方法は三次元歩行解析（3DGA）であるが，臨床的に用いるには準備や設定に時間がかかるため制約が多い．比較的簡便に行える定量的な歩行パターンの分析としては，歩行対称性（第4章，表2），歩行の変動性（第4章，表3）がある．これらは1ステップもしくは1ストライドごとの立脚時間や遊脚時間，歩幅などのデータにより算出できる．空間的指標に対する対称性や変動性について計測するには3DGAなどの評価装置が必要であるが，時間的指標に対する対称性や変動性であれば，動画撮影のみでデータを得ることが可能である．

大がかりな装置を用いない観察的な手法により，歩行の特徴を抽出する方法もいくつか考案されている．これは観察的歩行評価（observational gait assessments：OGA）と総称される評価であり，Tinetti gait scale（TGS），Rivermead visual gait assessment（RVGA），gait assessment and intervention tool（G.A.I.T.），Wisconsin gait scale（WGS）などが知られている[8]（表2）．

TGSは高齢者の歩行障害評価として開発されたTinetti performance-oriented mobility assessment（Tinetti POMA）[9]の2つの下位測定項目（歩行，バランス）のうちの1つであり，パーキンソン病などの神経学的障害の評価などに応用される．歩行測定は0～1点もしくは0～2点で採点される10項目（16点満点）の評価から成り立っている．

RVGAは，神経学的障害を有する者を対象とした歩行障害の評価として開発された指標である[10]．20の下位項目からなる指標で，2項目が上肢，18項目が体幹と下肢を0（正常）～3（重度）の4段階で評価する．もし左右両側ともに異常が観察された場合には，左右それぞれ別々に評価する．

表2 観察的歩行評価（observational gait assessments：OGA）

Tinetti gait scale（TGS）	高齢者 パーキンソン病患者	10項目について，0～1点もしくは0～2点で評価（16点満点）
Rivermead visual gait assessment（RVGA）	中枢神経疾患患者	20項目について，0（正常）～3（重度）の4段階で評価（2項目が上肢，18項目が体幹と下肢）
gait assessment and intervention tool（G.A.I.T.）	中枢神経疾患患者	31項目について，0（正常）1，2，もしくは3（最大逸脱）点の2～4段階で評価（3項目が上肢−体幹，14項目が立脚期の下肢−体幹，13項目が遊脚期の下肢−体幹）
Wisconsin gait scale（WGS）	脳卒中後片麻痺患者	14項目について，3～5段階で評価（1項目が補助具の使用，13項目が歩行中の下肢運動を評価する）

表3 観察的歩行評価(OGA)の妥当性と信頼性 〔Gor-García-Fogeda MD, et al, 2016より引用[8]〕

	妥当性		信頼性			反応性
	構成概念・基準関連	予測的	検者内	検者間	内的一貫性	
Tinetti gait scale (TGS)	中等度	高い	中等度	高い		低い
Rivermead visual gait assessment (RVGA)	中等度		高い	高い		中等度
gait assessment and intervention tool (G.A.I.T.)	中等度		高い	高い		中等度
Wisconsin gait scale (WGS)	中等度		高い	高い	高い	中等度

　G.A.I.T.は，同じく神経学的障害を有する者を対象とした歩行障害の評価指標であり，3セクションの31項目で構成される．4項目は上肢と体幹，14項目は立脚期の下肢と体幹，13項目は遊脚期の下肢と体幹に関するものであり，項目により0（正常）1，2，もしくは3（最大逸脱）点で評価される[11]．具体的なG.A.I.T.の評価方法を**巻末資料3**に示す．

　WGSは脳卒中後片麻痺者の歩行の質的評価として開発されたとされる[12]．テストは14項目から成り，そのうち1項目は補助具の使用，13項目は歩行中の下肢の運動で評価する．12項目は1（正常）～3（病的）の3段階，1項目は5段階，さらに1項目は4段階で評価する．具体的なWGSの評価方法は**巻末資料4**に示す．

　RVGA，G.A.I.T.，WGSはともに検者内信頼性，検者間信頼性は高く，構成概念・基準関連妥当性と反応性は中等度である．WGSについては内的一貫性が高い特徴がある．また，TGSは検者内信頼性が中等度で反応性は低いが，高い予測的妥当性が示されている（**表3**）[8]．

2．歩行パターンの定量測定

1）三次元歩行解析による定量解析

　さまざまな観察的な評価が開発されているが，歩行パターンそのものを計測するためのゴールドスタンダードは，やはり3DGAである．3DGAの最も大きな利点は，空間座標における位置座標を明確にすることができることにある．単に関節角度を求めるだけであ

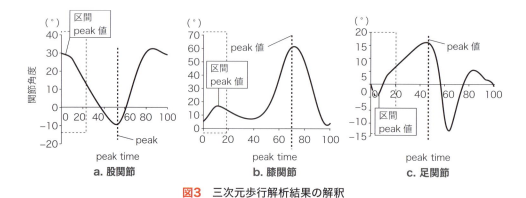

図3 三次元歩行解析結果の解釈

れば，関節角度計などを用いたほうが容易であるが，その関節自体の空間内の位置関係（重力方向や荷重の有無）が明確でなければ解釈ができない．それに対して，3DGAは複数のマーカーの位置計測によって得られた情報を身体モデルに当てはめて個別の関節角度を計測しているため，行われている運動が筋力による運動なのか，慣性や重力による運動なのかを区別することができる．また床反力計と併用したり，個々の体節の形態計測を行うことにより，関節モーメントやCOP（圧中心），COG（身体重心）の算出を行うことができる．

図3に3DGAで得られた各関節の角度変化波形を示す．多くの場合，算出された角度，角速度，関節モーメントなどの変数に対するピーク（peak）値や，ピーク値が生じるタイミング（peak time）などを特徴量として解釈が行われる．対象とする区間を区切り，その間のpeak値を算出することもある．また，前述の左右差や変動係数などの二次的な演算を行うことで，非対称性や安定性などの特徴を捉えることができる．

使用機器により詳細は異なるが，要約すると3DGAには，①空間座標の設定，②身体計測と身体マーカーの設置，③歩行測定，④歩行分析といった作業工程が存在する．信頼できる計測を行うためには，③に至る前の準備として①と②の作業が重要な意味をもつ．多くの3DGAは光学的な測定が用いられ，複数台のカメラを用いて身体に貼付したマーカーの位置座標の計測を行う．また，使用するカメラには赤外線カメラと通常のカメラがあり，マーカーに対する赤外線の反射波を利用して空間上での位置座標を算出する方法と，ビデオ画像上の映像から三次元座標を算出する方法が行われる．

一つひとつのマーカーの位置座標測定は三角測量と同じ原理でなされ，レンズの歪みを考慮して各カメラの視差により三次元座標が決定される．しかし，撮影したい運動の種類によっては，撮像時の隠れ点（2つ以上のカメラが同時に1つのマーカーを撮像するこ

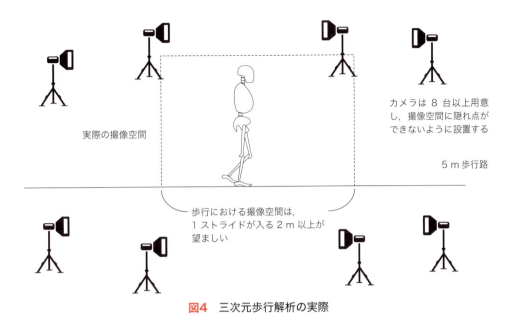

図4 三次元歩行解析の実際

とができていない状態）が生じることがある．このため，撮影前にカメラの位置を調整したり，より多くのカメラを用いたりする必要がある．また，三次元空間の座標を構築するためには，複数台のカメラにおける撮影空間内で実際のマーカーを認識させて，（連立方程式を解くための）データを得る必要がある．この処理がキャリブレーションと呼ばれる空間座標の設定方法であり，その詳細は使用機器により異なる．十分なキャリブレーションが行われた撮像空間で対象となる動作を行う必要がある（図4）．

　全身モデルの設定は使用機器によりさまざまであるが，身体モデルの計算ソフトで行われる．通常，この計算ソフトの設定に応じてマーカーの貼付位置は決められる．貼付位置が大きくずれると身体モデルの計算が難しくなり，COGの測定結果などに大きく影響してしまう．撮影状況によって隠れ点の補正や角度波形のフィルター処理（高周波ノイズを除去する）などの後処理が必要になることもある．

　しかし，適切な設定を行ったとしても計測の性質上，算出される指標の信頼性は測定内容によって異なる．表4は測定関節ごとの同一測定者における健常者での信頼性指標（この場合，重相関係数）の違いを示している．矢状面上の股関節の屈伸，膝関節の屈伸，足関節の底背屈などの角度変化はおおむね良好であるが，矢状面上の骨盤傾斜や前額面上の膝関節内外反などでは信頼性が低い．さらに，水平面上の角度変化はかなり曖昧になってしまうという危険性がある[7]．対象とする角度変化はどの程度，信頼できるかについて注

表4 三次元歩行解析の信頼性(同一評価者における重相関係数)

(McGinley JL, et al, 2009をもとに作表[7])

矢状面	骨盤	傾斜（前方）	0.56
	股関節	屈曲-伸展	0.96
	膝関節	屈曲-伸展	0.96
	足関節	背屈-底屈	0.93
前額面	骨盤	傾斜（側方）	0.85
	股関節	内外転	0.89
	膝関節	内外反	0.74
水平面	骨盤	回旋	0.72
	股関節	内外旋	0.62
	膝関節	内外旋	0.54
	足角		0.55

意を払う必要があるだろう．

2) 床反力計測による定量評価

　床反力計は設置する床面に加わる力を直接的に測定することにより，身体に加わる反作用としての力を計測する装置である．床反力計に内蔵された圧力計や力覚センサーにより測定板に加わった三次元方向の力を算出し，力が加わった位置やその大きさを算出することができる．また，3 DGA装置と組み合わせることにより，関節に生じているトルクを算出することもできる（図5a）．床反力は三次元ベクトルで表され，その大きさは垂直方向分力，左右方向分力，前後方向分力に分けられる（図5b）．歩行において，垂直方向分力は二峰性を示し，左右方向分力は左右逆位相の波形，前後方向分力は減速・加速を一歩ごとに繰り返す波形となる（図5c）．

　特に垂直方向分力は接地直後に急激な増加を示す時期が存在し，この時期をheel transientという．また，その後，第一ピークを経て分力が減少した後，さらに立脚期後半から再び増加に転じて第二ピークに至り，体重が反対側へ移動する（図6a）．前後方向分力は第一ピークに相当する時期に減速が最大になり，その後，第二ピークの時期に加速が最大になっていく（図6b）．この時の減速ピークと加速ピークは歩行障害により大きく変化し，特に加速ピークの大きさは歩行の推進力に大きく影響している．

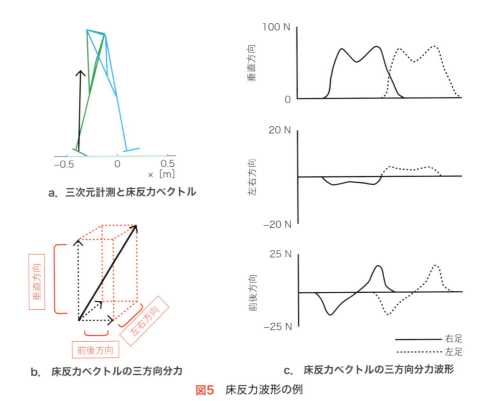

図5 床反力波形の例

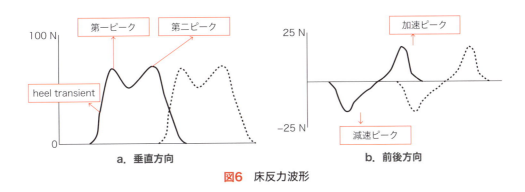

図6 床反力波形

3) 筋電図解析

　歩行時の筋の活動状態を定量的に計測する目的で，筋電図解析が行われる．筋電図は，外面的な運動の様子からはわからない，個々の筋が歩行中にどのように用いられているかを知ることができる指標である．歩行筋電図解析には主に表面筋電図が用いられ，個々の

運動単位活動の集積波形である表面筋電図波形として表される．一般的に表面筋電図は2つの電極の差分電位として計測されるため双極誘導を使用し，筋電図のサンプリング周波数は1,000 Hz以上が望ましい．また，得られた波形の生理学的意義の解釈は解析方法により異なる．

ここでは，最も用いられている筋活動の解析手法である筋活動量の定量化について解説する（図7）．まず，測定により得られた生波形は正負の両方向へ分布するため，活動量の大きさを正方向へ統一するために活動量の絶対値に変換する．この処理は整流化と呼ばれる．また，非常に変動の大きな波形であるため，波形を円滑にするために移動平均処理や積分値化を行う必要がある．この時の平均する（もしくは積分する）間隔が広いとなだらかな変動になり，間隔が狭いと急激な変動がみられる．整流平滑化の処理としては，root mean square値（RMS値）が使用されることが多い．

一般に歩行筋電図波形は，運動学的分析と比較して一歩行周期ごとに非常に大きな変動がみられる．したがって，安定した歩行筋電図解析を行う場合には，一歩行周期を100%とした波形を重ね合わせて平均波形を算出することが推奨される．一歩行周期を100%とすることを時間の正規化といい，% gait cycle（% GC）として表される．だいたい五〜十歩行周期の平均により，偶発性によるノイズを除去することができ，おおむね安定した波

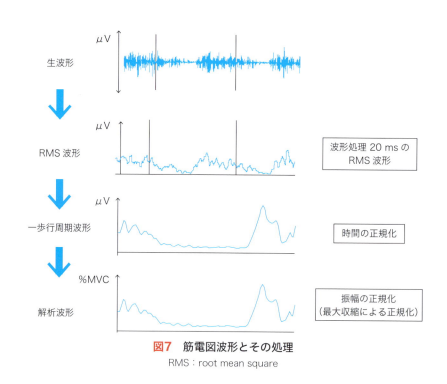

図7 筋電図波形とその処理
RMS：root mean square

形が得られる．

　最後に，筋電図振幅の大きさは電極の貼付位置や個人の脂肪厚などの影響を大きく受ける．このため，個人間で比較する場合のスケールを合わせる必要がある．多くの場合，最大随意筋活動を測定してこれを100％とし，最大随意収縮に対する割合（% maximum voluntary contraction：MVC）として表す．代表的な筋電図の貼付位置はヨーロッパのSENIAMプロジェクト（surface electromyography for the non-invasive assessment of muscles）のホームページで公開されている（http://www.seniam.org）．これに腸腰筋[13]の位置を加えた筋の貼付部位を図8にまとめた．

　図9は川村義肢社製Gait Judge Systemを示している．この機器は装具に角度計と足関節底屈トルクの計測器を取り付け，無線によってタブレット端末に送信することで運動学的・運動力学的データをリアルタイムに表示できる装置である．また，筋電図も同時に測定することができ，運動学的データと同期した筋電図を解析できる．特にリハビリテーションが実際に行われている現場において使用できるように，操作が簡便で非拘束な設計になっている．図10は杖不使用時と杖使用時における筋活動の違いを示している．通常，杖を使用しないほうが下肢に加わる負担は大きくなると予想するだろう．しかし，この例では，杖を使用して歩くほうが腓腹筋の筋活動が大きくなっているのが明瞭にわかる．これは杖を使用することにより安定性が増し，歩行速度を大きくすることができるため，実はかえって推進力を形成する底屈筋の筋活動を増加させることを示している．このような特徴は観察だけではわからず，筋電図を用いた運動の評価が重要な臨床的意義をもつことを示唆している．

3．歩行障害の関連因子の評価

1）最大筋力測定

　脳卒中後片麻痺者のような中枢神経疾患では，特に歩行機能に大きく影響を与える因子の1つとして最大筋力がある．一般的に筋力測定は等速性の筋力測定装置や徒手筋力計を用いて行われる．そのほかにも徒手筋力検査（manual muscle test：MMT）を用いて半定量的評価として表現でき，全体的な筋力評価としては，MMTを応用したMotricity index[14]によっても下肢全体の筋力を表すこともできる（表5）．

　表6はわれわれが脳卒中後片麻痺者を対象に行った徒手筋力計による筋力テストの再現性を示している．すべての測定で高い級内相関係数（intraclass correlation

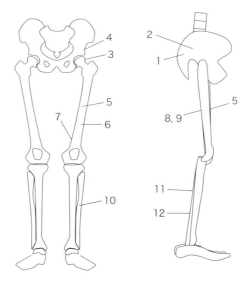

1. 大殿筋　　　　　（位置）仙骨と大転子を結んだ線の50％の位置
　　　　　　　　　　（方向）後上腸骨棘と大腿中央を結んだ線上
2. 中殿筋　　　　　（位置）腸骨稜と大転子を結んだ線の50％の位置
　　　　　　　　　　（方向）腸骨稜と大転子を結んだ線上
3. 腸腰筋　　　　　（位置）上前腸骨棘の下方3〜5cm
　　　　　　　　　　（方向）大腿骨と平行に置く
4. 大腿筋膜張筋　　（位置）上前腸骨棘と大腿骨外側上顆を結んだ線の近位1/6
　　　　　　　　　　（方向）上前腸骨棘と大腿骨外側上顆を結んだ線上
5. 大腿直筋　　　　（位置）上前腸骨棘と膝蓋骨上縁を結んだ線の50％
　　　　　　　　　　（方向）上前腸骨棘と膝蓋骨上縁を結んだ線上
6. 外側広筋　　　　（位置）上前腸骨棘と膝蓋骨外側縁を結んだ線の2/3
　　　　　　　　　　（方向）筋線維の方向
7. 内側広筋　　　　（位置）上前腸骨棘と内側靱帯前面の関節裂隙を結んだ線の80％
　　　　　　　　　　（方向）上前腸骨棘と内側靱帯前面の関節裂隙を結んだ線に対して垂直
8. 半腱様筋　　　　（位置）坐骨結節と脛骨頭内側上顆を結んだ線の50％
　　　　　　　　　　（方向）坐骨結節と脛骨頭内側上顆を結んだ線上
9. 大腿二頭筋　　　（位置）坐骨結節と脛骨頭外側上顆を結んだ線の50％
　　　　　　　　　　（方向）坐骨結節と脛骨頭外側上顆を結んだ線上
10. 前脛骨筋　　　　（位置）腓骨小頭と内果を結んだ線の1/3
　　　　　　　　　　（方向）腓骨小頭と内果を結んだ線方向
11. 腓腹筋　　　　　（位置）（内側：筋腹の顕著な部分．（外側：腓骨小頭と踵を結んだ線の1/3
　　　　　　　　　　（方向）（内側：下腿の方向．（外側：腓骨小頭と踵を結んだ線上
12. ヒラメ筋　　　　（位置）大腿骨内側上顆と内果を結んだ線の2/3
　　　　　　　　　　（方向）大腿骨内側上顆と内果を結んだ線上

図8　筋電図貼付位置（SENIAMプロジェクトおよびJiroumaru T, et al, 2014[13]を参考に作図）

3. 歩行障害の関連因子の評価

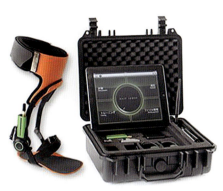

a. 装置一式

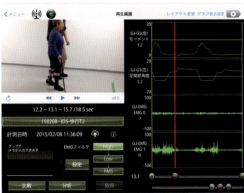

b. 測定画面

図9　川村義肢社製Gait Judge System

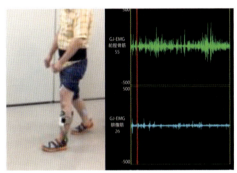

a. 杖なし歩行

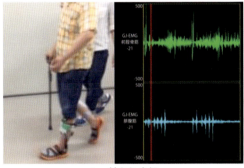

b. 杖あり歩行

図10　Gait Judge Systemでみた杖使用の有無による筋活動の違い
上段：前脛骨筋筋電図，下段：腓腹筋筋電図

coefficients：ICC）が得られ，検査者が同じ条件では再現性に問題は生じないことが示唆された．かえって非麻痺側や健常側の測定のほうが固定の影響を受けやすくなるため再現性が低下しやすく，注意が必要となる．

　一昔前まではリハビリテーション専門職の中で，脳卒中後片麻痺者の筋力測定は困難であるとする言説が広がっていた．たとえば，一般的な診断の一助とするために，中殿筋と大腿筋膜張筋の外転作用のような同じ作用をもつ筋間での筋力の違いを区別するための筋力テストを行うことがある．たしかにこの目的で行う筋力テストは，脳卒中後片麻痺者を対象とすると異常な運動パターンを伴うために妥当性に欠いてしまう．しかし，脳卒中後片麻痺者において歩行機能の改善に関連するのは，このような個別の筋の特徴ではなく，

表5 Motricity indexの手順

1）上肢3カ所，下肢3カ所の徒手筋力検査（MMT）を行う
2）MMTの点数を下記のように換算する 　　MMT（0，1，2，3，4，5）＝0，33，56，65，77，100点
3）測定筋の上肢，下肢の平均を算出する 　　上肢：（肩関節屈曲筋＋肘関節屈曲筋＋手指屈曲筋）/3 　　下肢：（股関節屈曲筋＋膝関節屈曲筋＋足関節背屈筋）/3

表6 徒手筋力計による筋力テストと信頼性

	測定方法	ICC (1,1)
股関節 屈曲	座位：股関節90°，膝関節90°屈曲位で股関節屈曲　大腿前面下1/3で抵抗	0.98
股関節 伸展	腹臥位：股関節0°，膝関節0°で伸展　大腿後面下1/3で抵抗	0.97
膝関節 屈曲	座位：股関節90°，膝関節90°屈曲位で膝関節屈曲　下腿前面下1/3で抵抗	0.99
膝関節 伸展	座位：股関節90°，膝関節90°屈曲位で膝関節伸展　下腿前面下1/3で抵抗	0.98
足関節 背屈	座位：股90°，膝関節90度°屈曲位で足関節中間位から背屈　前足部抵抗	0.98
足関節 底屈	腹臥位：股関節0°，膝関節0°で足関節底屈　前足部で抵抗	0.99

全体として関節を動かすことができる力の大きさである．徒手筋力計による筋力テストと歩行機能の関連性は古くから報告されており，その重要性は疑う余地がない．

　測定方法としては，座位姿勢で測定しやすい筋が膝関節伸筋・屈筋，股関節屈筋，足関節背屈筋である（図11）．抵抗を加える位置は膝関節筋についてはともに下腿遠位1/3が測定しやすい．同様に股関節屈曲筋は大腿遠位1/3，足関節筋については前足部，特に第1，2中足骨頭周辺に抵抗を加えるとよい．測定姿勢は股関節，膝関節ともに90°あたりがよいが，最大トルクが得られる部分であれば角度は多少変化しても問題ない．脳卒中後片麻痺者の場合，かえって角度を厳密に規定して測定するほうが最大収縮を発揮しにくくなり再現性や運動機能との関連性が失われる．

　特に注意するポイントとして，脳卒中後の非麻痺側股関節筋力の測定などのように，麻痺側が固定のために働かなくてはいけない場合では再現性が失われる場合がある．このような場合には，特に骨盤部の十分な固定が必要となる（図12a）．一方，麻痺側の足関節背屈筋では，股関節の屈曲を伴いながら背屈させることで筋力を発揮しやすくすることができる（図12b）．

　また，腹臥位で測定することができる筋が股関節伸筋と足関節底屈筋である（図13）．股関節伸筋は大腿遠位1/3，足関節底屈筋については前足部の足底，第1，2中足骨頭

3. 歩行障害の関連因子の評価

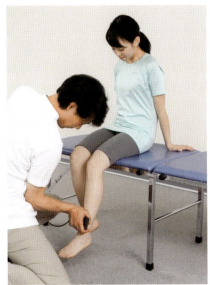
a. 膝関節伸展筋

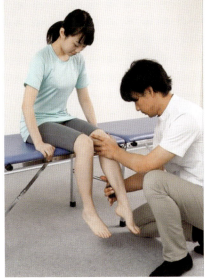
b. 膝関節屈曲筋

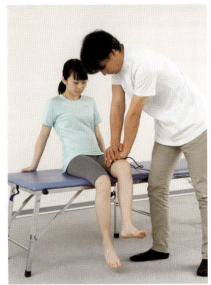
c. 股関節屈曲筋

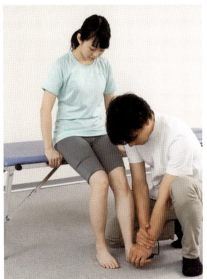
d. 足関節背屈筋

図11 座位での基本測定

周辺に抵抗を加えるとよい．股関節伸筋は膝関節屈曲位と伸展位での測定により違いが出てくるため，条件を一定にする必要がある．また，非麻痺側の足関節底屈筋は非常に大きな力を発揮するため，測定が困難になる場合も多い．

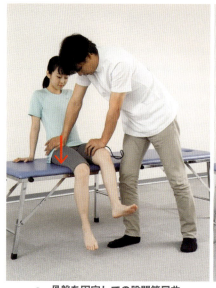
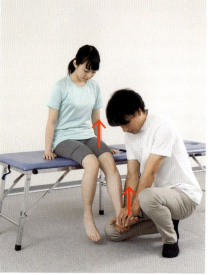

a. 骨盤を固定しての股関節屈曲　　b. 股関節屈曲を伴う足関節背屈

図12 座位での測定の注意点

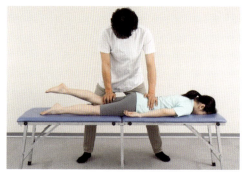
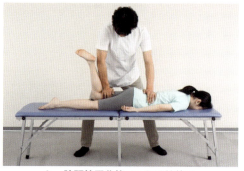

a. 膝関節伸展位での股関節伸展　　b. 膝関節屈曲位での股関節伸展

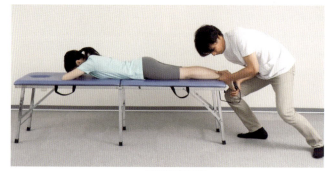

c. 足関節底屈筋

図13 腹臥位での基本測定

2）バランス能力

　歩行機能には，筋力と同様にバランス能力も大きく影響する．バランス能力の指標では，定量的評価として重心動揺計測が，半定量的評価としてBerg balance scale (BBS)[15]が多く用いられる．

　定量的評価としての重心動揺計測は，床反力計もしくは3ないし4つのロードセルを設置した重心動揺計を用いて行われる（図14）．一定の測定時間（多くは1分間）の静止立位におけるCOPの動揺の程度を計測する．また，条件としては開眼，閉眼，片足立ちなどさまざまな状況において測定することができる．動揺の指数はさまざまなものがあるが，総軌跡長（測定時間の間の軌跡の長さ）と重心動揺面積（動揺の大きさ）が多く用いられる．このほかにも重心動揺速度（姿勢反応の速さ）や周波数解析（周期の長さ）を用いて，動揺の性質を求めることもできる．また，x方向（左右方向）やy方向（前後方向）に分けてその変動幅や動揺速度を定量的に表すこともできる．しかし，重心動揺指標は静的なバランス能力を示す一指標に過ぎず，多くの運動機能や歩行機能と線形な関係はみられない．あくまでバランスの問題の有無を判定する指標の1つにすぎないと捉えるべきであろう．

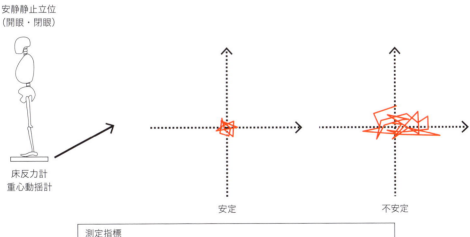

図14　重心動揺計測

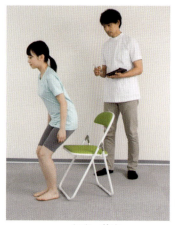
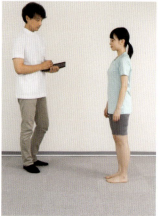
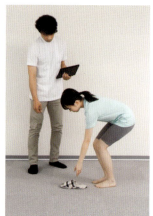

a. 起立，着座　　　　　b. 閉眼立位　　　　c. 物の拾い上げ課題

図15　Berg balance scale（BBS）の測定

　臨床的に最も一般的に用いられるバランス能力指標はBBSである（**図15**）．座位，立位での14課題から成り，起立，着座や移乗を含む日常的な運動課題の遂行能力を採点する．0～4点の5段階で各課題を評価し，合計56点で満点となる．BBSの得点は歩行機能や日常生活機能と関連を示すとされる．具体的なBBSの方法は**巻末資料5**に示す．

　また，実際のバランス能力とは別に，本人が自身のバランス能力をどのように評価しているかも重要な指標となる．Activities-specific balance confidence scale（ABC）[16]は転倒恐怖感の指標として開発された16項目からなる聴き取りによる評価方法であり，想定される状況下でのバランス能力にどれだけ自信があるかを数値化する指標である．歩行に対する行動変容を考える場合，単にバランス能力がみられるかどうかだけではなく，自身のバランス能力をどのように見積もっているかも重要な視点となる．具体的なABCの方法は**巻末資料6**に示す．

3）歩行状態の評価

　単に歩くことができるかどうかではなく，実際にどの程度日常生活で歩行しているかについては重要な視点である．なぜなら歩くことができたとしても外出などの移動する機会が限られていれば，歩行能力は低下していく可能性があるからである．一般的にこのような生活空間の大きさについては，定量的には万歩計や活動量計，半定量的にはlife space assessment（LSA）により評価することができる．

近年，活動量計については大幅な進歩がみられ，歩数や移動時間だけでなく消費カロリーなどの計測も行えるようになってきており，全体的な健康管理の手法として歩行障害者に対する活動量計の活用が重要になることが予想される．しかしLSAのような，半定量的な評価も簡便な評価法としてまだまだ重要性は高い．たとえばアラバマ大学バーミンガム校のlife space assessment（UAB-LSA）[17]は，直近の4週間における日常生活での移動状況を5つの移動レベル（屋内・敷地内・近隣・町内・町外）に分けて，それぞれについて頻度（1回/週以下，1～3回/週，4～6回/週，毎日）と介助量（人的介助や介助用具の有無）を記載する評価法である．UAB-LSAの具体的な項目については**巻末資料7**に示す．

▶文　献

1) Shumway-Cook A, et al：Motor control：Theory and practical applications. Lippincott Williams & Wilkins, Baltimore, 1995
2) Marchetti GF, et al：Construction and validation of the 4-item dynamic gait index. *Phys Ther* **86**：1651-1660, 2006
3) Wrisley DM, et al：Reliability, internal consistency, and validity of data obtained with the functional gait assessment. *Phys Ther* **84**：906-918, 2004
4) ATS Committee on Proficiency Standards for Clinical Pulmonary Function Laboratories：ATS statement：guidelines for the six-minute walk test. *Am J Respir Crit Care Med* **166**：111-117, 2002
5) Podsiadlo D, et al：The timed "Up & Go"：a test of basic functional mobility for frail elderly persons. *J Am Geriatr Soc* **39**：142-148, 1991
6) Wolf SL, et al：Establishing the reliability and validity of measurements of walking time using the Emory Functional Ambulation Profile. *Phys Ther* **79**：1122-1133, 1999
7) McGinley JL, et al：The reliability of three-dimensional kinematic gait measurements：a systematic review. *Gait Posture* **29**：360-369, 2009
8) Gor-García-Fogeda MD, et al：Observational Gait Assessments in People With Neurological Disorders：A Systematic Review. *Arch Phys Med Rehabil* **97**：131-140, 2016
9) Tinetti ME：Performance-oriented assessment of mobility problems in elderly patients. *J Am Geriatr Soc* **34**：119-126, 1986
10) Lord SE, et al：Visual gait analysis: the development of a clinical assessment and scale. *Clin Rehabil* **12**：107-119, 1998
11) Daly JJ, et al：Development and testing of the Gait Assessment and Intervention Tool (G.A.I.T.)：a measure of coordinated gait components. *J Neurosci Methods* **178**：334-339, 2009
12) Rodriquez AA, et al：Gait training efficacy using a home-based practice model in chronic hemiplegia. *Arch Phys Med Rehabil* **77**：801-805, 1996
13) Jiroumaru T, et al：Establishment of a recording method for surface electromyography in the iliopsoas muscle. *J Electromyogr Kinesiol* **24**：445-451, 2014
14) Demeurisse G, et al：Motor evaluation in vascular hemiplegia. *Eur Neurol* **19**：382-389, 1980

15) Berg K, et al : Measuring balance in the elderly : Preliminary development of an instrument. *Physiother Can* **41** : 304-311, 1989
16) Powell LE, et al : The Activities-specific Balance Confidence (ABC) Scale. *J Gerontol A Biol Sci Med Sci* **50A** : 28-34, 1995
17) Peel C, et al : Assessing mobility in older adults: the UAB Study of Aging Life-Space Assessment. *Phys Ther* **85** : 1008-1119, 2005

第III部
歩行の再建

ここからは，いよいよ歩行を再建するための具体的な方法論について，解説を加える．ここまでみてきた歩行の基礎的知識や評価の方法を考慮して，適切な対象に適切な目標をもって，個々のトレーニングを行っていくことになる．その中で，最も重要になるキーワードは「課題特異的（task-oriented）」と考える．目標とする運動課題を習得するためには，実際にその課題を反復して行うことが求められる．

　第Ⅲ部では歩行再建に向けた学習の理論的背景，運動課題の目標ごとのトレーニング例，さらにさまざまなデバイスを利用した歩行再建について紹介したい．

第III部 歩行の再建

06 歩行再建における臨床的意思決定

1. 臨床的歩行観察のポイント

1）臨床的意思決定に求められる視点

　第5章では，歩行能力に対するさまざまな歩行評価指標を概観してきた．これらの評価指標の多くは，「歩行にどの程度の問題があるか」を評価できるが，一方で「どのようなトレーニングを行うか」については明示できない．たとえば，三次元歩行解析（3DGA）を用いれば，たしかに運動学的に詳細な情報を得ることができる．しかし，それらの情報から直接的に問題の所在や対処法について知ることはできない．なぜなら詳細な評価を行ったとしても，因果関係の適切な分析を伴わなければ，臨床的意思決定に役立てられないためである．

　では，歩行における問題点とその方策を決定するためには何が重要だろうか．通常，医学的な臨床的意思決定においては，その疾患に関連する学会によるガイドラインの参照が推奨される．実際，トレーニングの大筋における方向性を決定するうえでガイドラインは有用である．しかし現在のガイドラインにおいては，歩行トレーニングそのものが推奨されることがあっても，「どのような歩行トレーニングが良いか」については明示されていない場合が多い．これは多岐にわたる歩行障害の臨床像について網羅することが難しいからである．また，仮にそのようなガイドラインが存在したとしても，ガイドラインを策定するうえで研究対象となった患者群と，今，現実に目の前にいる歩行障害者は異なる．ガイドラインが提示しているのはあくまで確率の高い対処法であり，ガイドラインとまったく同じ手段が通用するとは限らない．つまり，その人固有の状況や特徴を考慮することなしにトレーニング手段を決定することはできない．臨床的意思決定においてガイドラインを準拠する必要があるが，それを踏まえつつ個別の問題に対処する方策を練ることが常に求められる．

2）臨床的意思決定と障害構造の分析

　リハビリテーションに携わる専門家は，運動障害を分析する場合にその障害の構造をICFに基づいて考えるように意識づけられている[1]．そもそもICFに基づく障害構造の分析は，身体，個人，社会における障害の構造を構成要素に分けて記述するものである．たとえば，歩行障害者における障害構造として，機能障害（impairments）に心身機能に相当する筋力の低下やバランスの問題，活動制限（activity limitations）に個人の活動を反映する歩行困難，参加制約（participation restrictions）に社会的な障害像としての生活範囲の狭小化が割り当てられる．いったん前述のように障害構造を位置づけた場合に，われわれはどうしてもこれらの構造間に因果関係を読み取ってしまう．同時に2つの事象を認めた場合，たとえそれらに因果関係がなかったとしても原因-結果の関連性があるように錯覚してしまうからである．結果として「歩行困難の原因は，筋力低下，バランス能力低下，筋緊張の亢進によって生じている」と短絡的に矢印でつないでしまい，障害構造を機能障害，活動制限，参加制約の順に因果関係を設定してしまうだろう（**図1**）．本来，ICFがその前身である国際障害分類（international classification of impairments, disabilities, and handicaps: ICIDH）から発展した経緯の1つには，このような一方向的な因果関係の考え方を改め，両方向的な視点を考慮できるようにする目的があった．しかし，因果関係の設定の仕方については定式化されていないため，どうしても機能障害を主原因とみなしてしまいやすい．

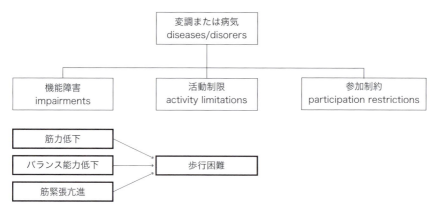

図1 国際生活機能分類（ICF）と障害の因果関係を混同する誤解

3）障害構造と問題解決手段の関係
─障害構造と個人，環境因子

図1の例のように脳卒中後片麻痺者において，筋力低下，バランス能力低下，筋緊張亢進などの病態が存在し，それぞれの要素が歩行困難と関連していた場合，われわれはそのいずれかが歩行困難の直接的な原因であると考え，筋力，バランス，筋緊張といったそれぞれの問題を解決するようにトレーニングプログラムを組むことになるだろう（図2）．しかし，それぞれの要素が直接的に歩行困難の原因になっているかどうかについては明確ではない．結果的にそれらすべての原因が改善したとしても，歩行困難という問題が残ることがある．このような場合，どこで臨床的意思決定を間違えたのであろうか．

たとえば，筋力低下やバランス能力低下が転倒に対する恐怖を引き起こし，それが歩行困難の原因になっていたとする（図3）．この場合，歩行困難の直接的な原因は「恐怖」であり，「恐怖」を引き起こす原因が筋力低下やバランス能力低下である．この「恐怖」という因子は障害ではなく正常な情動であり，たとえ筋力やバランス能力が改善したとしても，それに伴って変化するかどうかは個人の気質（個人因子）に左右される．したがって，障害構造上の機能障害がすべて改善したとしても，恐怖が残存するために歩行困難が残存してしまう可能性がある．

また，同様に対象者の歩行困難の様子から車椅子の使用などの介助環境（環境因子）が設定されてしまった場合を考えてみる．この場合，車椅子の使用によって歩行する機会が失われ，筋力やバランス能力が改善しても歩行運動は行われないため，歩行困難の改善はえられにくいかもしれない（図4）．

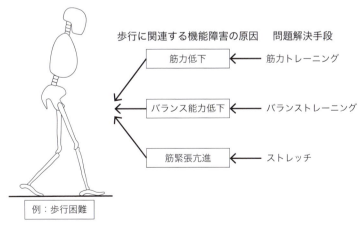

図2 短絡的な因果関係分析とトレーニング方法の選択

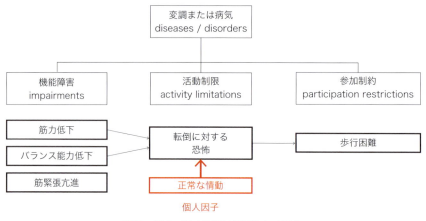

図3 例1:個人因子が影響する場合

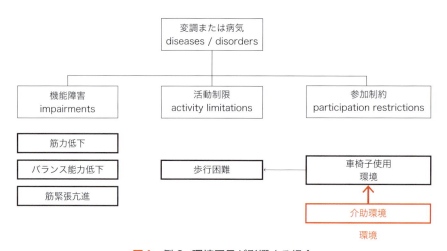

図4 例2:環境因子が影響する場合

　もし原因が恐怖によるものであれば,問題解決の方法は恐怖に対する対処(杖の使用や手すりの設置)が中心になるべきであり,過剰な介助環境が問題であれば,車椅子の使用場面を少なくする工夫が必要になるだろう.したがって,ICFに基づいて障害構造を想定する場合においても,個人因子や環境因子などの背景因子によって因果関係が変化する可能性があるといえる.

4)歩行分析における臨床的意思決定

　歩行分析に着目して考えた場合,その臨床的意思決定に対してICFの枠組みは有効であ

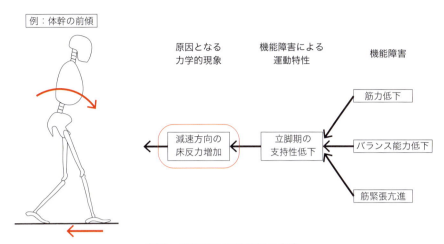

図5 直接的な因果関係の考察

ろうか．たとえば，下肢が床に接地した直後の体幹前傾の改善を目標としたとする．この時，機能障害の評価において下腿三頭筋の筋力低下や筋緊張亢進，およびそれに伴うバランス能力低下が認められたとする．では，この3つの機能障害を改善すれば体幹の前傾は改善するだろうか．おそらく，改善する場合もあれば改善しない場合もあるだろう．たしかに体幹の前傾という物理的な現象が生じる背景には筋力低下などの問題があると考えられる．しかし，実際に体幹が前傾する運動が生じる原因は，第2章で説明したように床反力ベクトル（この場合，歩行を急減速させるための減速方向成分の増加）にある（**図5**）．そのため，たとえ筋力やバランスが改善したとしても，歩行を急減速させる歩き方が変わらなければ体幹の前傾は変化しないだろう．つまり，機能評価の結果として抽出された筋力低下，バランス能力低下，筋緊張異常は，あくまで急減速に作用する床反力ベクトルを形成する遠因であり，直接の原因はこの時期に歩行速度を急減速しようとした運動プログラムにあると考えられる．

　実際，多くの要素が影響する「歩行」という複雑な動作において，その直接の原因を推定することは非常に難しい．なぜなら，観察された事象が仮に特徴的な様相を呈していたとしても，それが問題の本質なのか，単に主問題に付随する副次的な代償によるものなのかについて決定することは難しいからである．前述のような歩行速度の急減速を起こすような運動プログラムそのものは，障害構造に含まれる因子ではなく，あくまで立脚期の不安定性に対する適応である．ICFはたしかに広範囲に及ぶ障害構造の影響を考えるうえで有用であるが，運動・動作障害に対する直接的な原因分析に対しては，必ずしもその因果関係を決定づけられるものではない．

5）臨床的意思決定の手順

歩行の問題からその対処法を模索するためには何が必要であろうか．おそらく，臨床的意思決定を行うための論理的な問題解決能力が要求される．したがって，まず一般的な問題解決過程の枠組みを歩行分析を当てはめて考えてみたい．

問題解決型の臨床的意思決定を行うためには，いくつかの手順が存在する（図6）．第一段階としては「問題の認識」がある．たとえば，問題の中心は歩行速度なのか，安定性なのか，それとも歩容なのかといったように対象者のニーズにしたがって歩行のどの部分を改善したいかを明確にすることが必要である．第二段階としては，「原因の分析」がある．安定性や機能性などが低下する原因について推定し，その原因自体について評価することが求められる．しかし，原因を推定できたとしても，その原因が介入可能でなければ意味をなさない．そのため，第三段階として「介入の計画」が必要であり，実行可能な改善策の提示が求められる．少なくともこの3つのプロセスは歩行トレーニングの立案において欠かせない過程である．

a．問題の優先度

第一段階の「問題の認識」は，歩行を妨げる問題を意識化する過程である．この場合，はじめに問題点を網羅的にリストアップすることになる．しかし，そのうえで重要になるのは，存在する多くの問題点の中から重要なポイントを抽出するところにある．つまり歩行における諸問題の中から，これから改善しようとする歩行能力に関する問題を選択することが重要となる．

通常，改善すべき歩行能力の問題には大まかに分けて3つのレベルが存在すると考えられる（図7）．1つ目は「歩行の安定性」であり，バランス能力や障害物の回避能力などがこれに相当する．急激な加減速や制御しきれない外乱などが発生し安定性が失われるような場合には，そもそも自立して歩行することができない．このような歩行における安

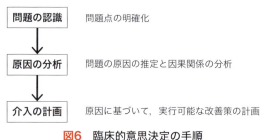

図6 臨床的意思決定の手順

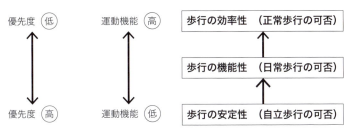

図7 臨床的意思決定における問題の優先度

定性の低下は日常生活では介助量の増加につながる．2つ目は「歩行の機能性」であり，歩行速度や歩行持久力などのパフォーマンス指標がこれにあたる．自立した歩行が行える場合でも，日常生活の移動範囲は歩行パフォーマンスの影響を受ける．歩行パフォーマンスが低い場合には日常生活の移動に制限が加わることになり，ひいては生活圏の狭小化が生じることになる．3つ目は「歩行の効率性」であり，歩行の対称性や歩容などの歩行パターンがこれに相当する．日常生活の移動を歩行でまかなえたとしても，効率の悪い歩行ではその負担が大きくなったり，二次的な問題につながるリスクが生じたりすることになる．

以上の3つのレベルには，日常生活に与える影響の度合いから考えると優先度が存在する．一般的には安定性が最も優先度が高く，ついで機能性，効率性となるだろう．これは到達する運動機能のレベルとは逆転した関係になる．安定性が担保されない歩行において歩行速度が改善したとしても，問題の解決にはならない．また，歩行速度が遅かったとすれば良い歩容で歩いても改善したとはいえないだろう．したがって，臨床的意思決定における「問題の認識」の過程では，その対象者において優先度の高い歩行障害の問題を抽出するべきである．

b．問題の分析

優先される問題点が決まれば，問題点が明確になったといえるだろうか．おそらく解決すべき問題点を認識したとしても，その問題が曖昧模糊としていれば，原因の探索や解決策の立案を行うことはできないだろう．たとえば，歩行の安定性に問題があると短絡的に考えたとしても，どの時期のどのような運動が問題なのかが示されていなければ問題点を認識したとはいえない．したがって，問題点を焦点化し詳細を絞り込む必要がある．

問題点の焦点化において本書が推奨する方法は，時間的もしくは空間的に歩行の特徴を分割して考えることである．この場合，第1～3章で述べたように歩行の力学的モデルである倒立振子や遊脚振子に基づいて問題点を把握すると整理しやすい（**図8**）．歩行周

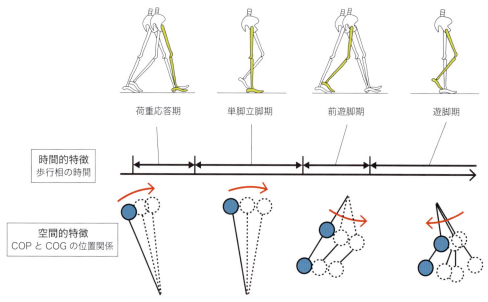

図8 臨床的意思決定における問題点の焦点化

期における時間的特徴については，4相（荷重応答期，単脚立脚期，前遊脚期，遊脚期）の時間の延長もしくは短縮として捉える．これにより極端な時間的偏位がある時点に問題があると推測することができる．たとえば，単脚立脚期が時間的に短縮していたとすると，その時点になんらかの問題があるとみなすことができる（図9上）．

同様に，歩行周期における空間的特徴についても4相における倒立振子と遊脚振子の動きに着目して観察する．それぞれの時期に円滑な振子運動を形成していなければ，そこに問題点があると考えることができる．もし，単脚立脚期に形成されるべき倒立振子が形成されていなかったとすると，この時期は空間的な運動にも問題があることが推察される（図9下）．

6）原因の分析

a．分析対象の分類

次に，抽出した問題の理由となる事象について，因果関係を推測するにはどのようにすればよいだろうか．一般的には因果関係を定式化して決定する手段はない．そこで，まず原因を分類して考えてみたい．歩行における問題の原因といっても，身体構造や心身機能などのさまざまなものが存在する．たとえば，歩行運動を形成する筋力や関節の状態や歩

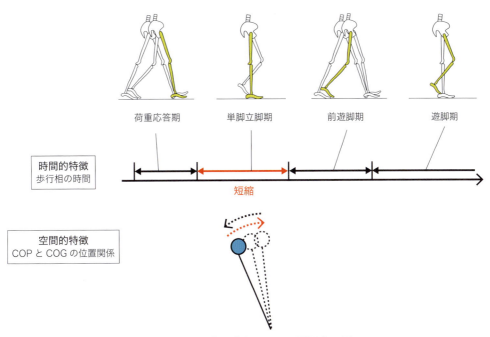

図9 臨床的意思決定における問題点の例

行運動を制御する神経学的状態が影響すると考えられる．同時にその歩行の問題が生じる前の運動やこれから行おうとする運動の目的（例：代償的な運動を行うことそのものが目的であるような場合）も原因となるだろう．

　概して原因には，コンピューターでいうところのハード的側面の原因（質料因）とソフト的な側面の原因（形相因）がある．これらは存在論的因果性であり，その存在そのものが結果を導くことになる．これに対して，結果となる事象の起点となる事象が存在し（始動因），結果を生じさせる目標（目的因）が存在する．これらは時間的因果性と呼ばれ，起点が必ず結果に先立ち，目標は原因の後に生じる事象である（**図10**）．歩行の問題について考える場合，因果関係を明確にするためには，筋力や関節，神経学的状態などの存在論的因果性はいったん保留して，時間的因果性のみを対象にして考えるほうが整理しやすい．たとえば，単脚立脚期の短縮といった問題が生じていた場合，筋力低下などの問題が存在したとしても，実際の単脚立脚期の短縮につながるなんらかの運動学的な変化が生じているはずである．この運動学的変化自体を問題の原因とし，背景にある筋力低下はその誘因とすると原因の構造を把握しやすいと考える．

b．分析の確実性

本書では，図11のような観点で原因を分析することを推奨する．たとえば，真の原因が存在すると仮定し，その在り処に接近するため段階的に因果性の条件を当てはめる方法である．これらの条件はすべて必要条件であり，十分条件ではない．

まず，1つ目の条件は「原因と結果は関連する」ことである．原因に伴って結果が生じないのであれば，そもそもその事象の原因とはいえない．したがって，結果と関連すると考えられる事象についてのみ考慮の対象となる．このため，先に分析した歩行中の問題点と関連する事象を原因となる可能性がある対象とみなす．次に，2つ目の条件は「原因は結果に先立つ」と考えることにある．事象における因果性には必ず順序性がある．周期的に繰り返される運動である歩行においても，歩行の問題には常に結果に先立って原因が存在すると考えられる．このため，問題点より時間的に先行する事象の中から原因を探索する．最後に，3つ目の条件は「原因がなければ結果が生じない」ことである．問題に対して原因と推定される事象を取り除くことができれば，その問題はただちに改善するだろう．

以上の3つの条件に基づいて原因を吟味することにより，直接的な原因に近づくことができると考える．実際の分析において，原因とみなされる事象が第一条件しか満たしていなかったとしたら，その原因の確実性は低いことを念頭におくべきであろう．もしその原因が第三条件まで満たしているとしたら，その問題の原因となっている可能性が極めて高い．

c．原因の分析と倒立振子

歩行に生じた問題の原因を探索する場合，実際にどのようにすればよいだろう．ここ

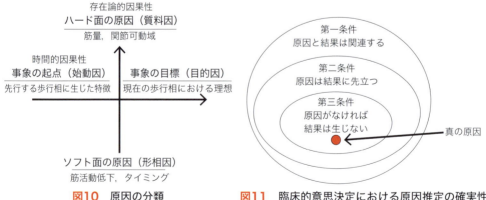

図10 原因の分類　　**図11** 臨床的意思決定における原因推定の確実性

で，第2章で説明した倒立振子の歩行相ごとの役割を思い出していただきたい（図12）．

荷重応答期は進行方向への十分な速度を形成することで，単脚立脚期における倒立振子の初速をつくる．つまり，荷重応答期の運動の結果として単脚立脚期が生じるといえる．次に単脚立脚期に倒立振子を大きく振ることができたなら，次の前遊脚期の股関節伸展角度が大きくなり，遊脚振子の振幅を大きくすることができる．さらに，前遊脚期に遊脚振子が振られれば，慣性力で膝関節が屈曲して遊脚期に十分なクリアランスが生まれる．また遊脚期に十分な股関節屈曲速度の減速が得られれば，慣性により膝関節が伸展するため，接地時には膝関節が十分伸展した状態で荷重応答期を迎えられることになる．このように，歩行とは荷重応答期，単脚立脚期，前遊脚期，遊脚期と進む因果関係の連鎖が生じる構造になっている．したがって，いずれかの運動に問題が生じていれば，次の歩行相に問題となって表れることを意味している．

ここで，単脚立脚期の短縮という問題が生じた場合を考えてみる（図13）．まず，前項の原因の三条件に照らして考えると，第一条件に当てはまる単脚立脚期の短縮につながる

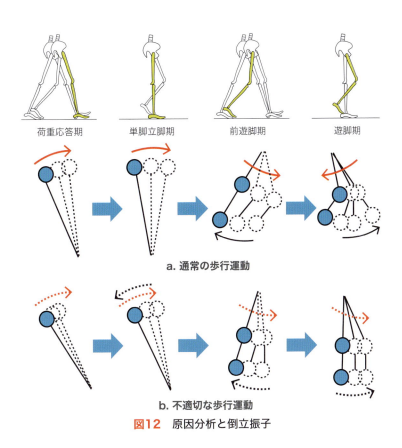

a. 通常の歩行運動

b. 不適切な歩行運動

図12　原因分析と倒立振子

3-6 歩行再建における臨床的意思決定

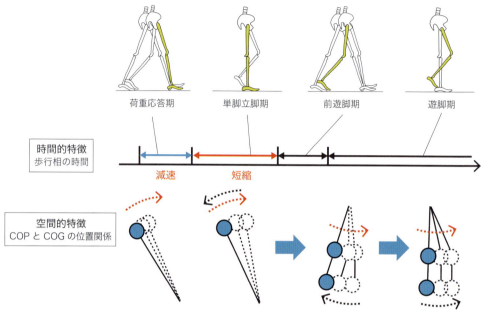

図13 原因分析における時間的因果性

因子は無数に存在する．次に，第二条件に当てはまる単脚立脚期に先行する要素としては，単脚立脚期の1つ前の歩行相，つまり荷重応答期にあると予測される．単脚立脚期は荷重応答期の速度に依存することから，この時期の速度が低下している可能性がある．もし荷重応答期の歩幅が大きかったとすると，歩幅の増加は過剰な減速を生じさせる要因であることから，これが原因であると考えられる．これを確認するために第三条件に当てはめて歩幅を短くしてみる．この時，単脚立脚期の短縮が変化すれば，荷重応答期が原因ということになるだろう．

原因分析において，第三条件を実現するのは非常に困難に思えるかもしれない．しかし，装具や歩行補助具を用いることにより，実現することは可能である．たとえば，図14は第5章にも示した脳卒中後の片麻痺歩行における杖の有無による下腿三頭筋の筋活動変化である．杖なし歩行だけを観察すると，歩幅は狭く下腿三頭筋の筋活動も小さいことから，立脚後期の底屈筋活動の低下が歩行の問題の原因であるようにみえる．しかし，杖ありで歩行すると下腿三頭筋の筋活動は明瞭化し，歩幅の大幅な改善が認められる．このことは，杖の使用により立脚期が安定し，原因と考えられた底屈筋活動の低下がみられなくなったことを示している．つまり，底屈筋活動の低下は，底屈筋力の減少ではなく，立脚期の不安定性により生じていたことになる．

以上のように，問題の認識と原因の推定ができれば，問題解決のためのより明確な介入

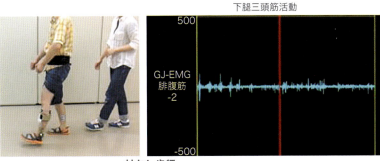
a. 杖なし歩行

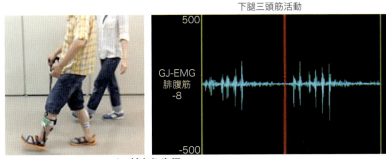
b. 杖あり歩行

図14 歩行条件の違い（杖の有無）による下腿三頭筋活動の変化

計画を検討できる．具体的なトレーニングプログラムの立案については第7章で解説する．

2．「問題の認識」と「原因の分析」のための歩行観察

1) passenger unitの観察点

　歩行における「問題の認識」と「原因の分析」を具体的に進めるために，特徴的な運動の問題と背景をまとめる．はじめに観察しておきたい着眼点はpassenger unitの運動の特徴である．Passenger unitの運動は，歩行の速度変化を決定する床反力ベクトルの前後方向分力と密接に関連する．したがって，全体像としての歩行速度の変化を捉えるために重要な観察点となる．

　たとえば，図15aのように荷重応答期の床反力ベクトルが適切に身体重心（COG）に

3-6 歩行再建における臨床的意思決定

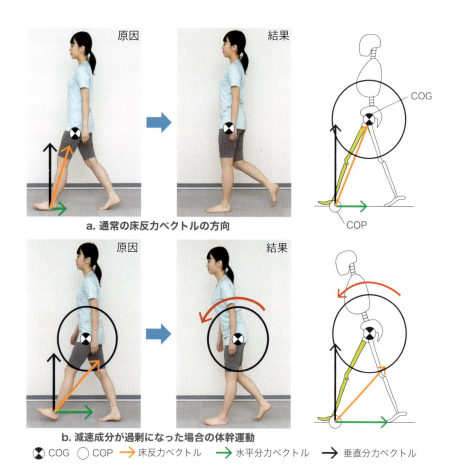

a. 通常の床反力ベクトルの方向

b. 減速成分が過剰になった場合の体幹運動

◉ COG ○ COP → 床反力ベクトル → 水平分力ベクトル → 垂直分力ベクトル

図15 床反力の減速方向成分と体幹前傾

向かっていれば，回転円盤は動かない．しかし，荷重応答期に床反力ベクトルが身体に対して減速方向（水平分力が後方）に強まったとすると単脚立脚期に至るまでの間に体幹が前方に傾斜することになる（図15b）．この場合，荷重応答期の床反力ベクトルにおける減速が体幹前傾の原因とみなすことができる．つまり，歩行速度の急激な変化がこの時期に生じていることになり，改善すべき問題は荷重応答期の運動にあると考えることができる．

同様に，単脚立脚期の加速が加わる時期に床反力ベクトルが適切にCOGに向かっていれば体幹の運動は生じないが，この時期に生じる加速（前後方向分力の前方成分）が大きすぎる場合には体幹が後傾する（図16）．したがって，体幹の後傾が生じている場合には，その直前の床反力ベクトルの加速が大きすぎることが問題とみなすことができる．

さらに，体幹の側方傾斜についても同じように考えることができる．通常の歩行では，

2.「問題の認識」と「原因の分析」のための歩行観察

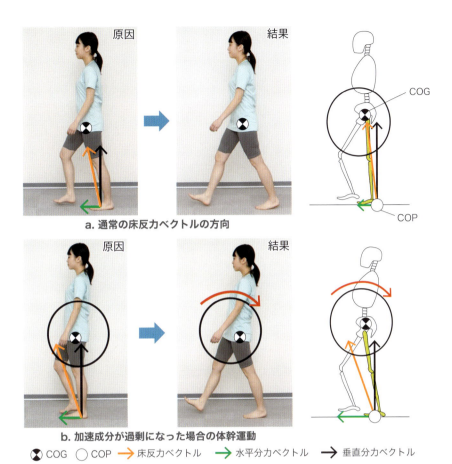

図16 床反力の加速方向成分と体幹後傾

接地の瞬間の前額面上における床反力ベクトルはCOGのやや外側を通る．これにより直前の単脚立脚期に加速されたCOGの側方への速度は減速することになる．これに対して，もし床反力ベクトルの方向がCOGより大きく内側に外れていれば，回転円盤は側方に回転することになる（図17）．したがって，体幹の側方傾斜が生じている場合には直前の床反力ベクトルが内側方向に偏位したことを示しており，この問題により体幹傾斜を生じると考えられる．

通常の歩行では体幹部は安定して移動する．仮に体幹の傾斜が顕著な歩行相が存在するとしたら，そのポイントの直前になんらかの問題が生じていると推察でき，passenger unitの運動は歩行の問題点を認識する観察点となるといえる．

111

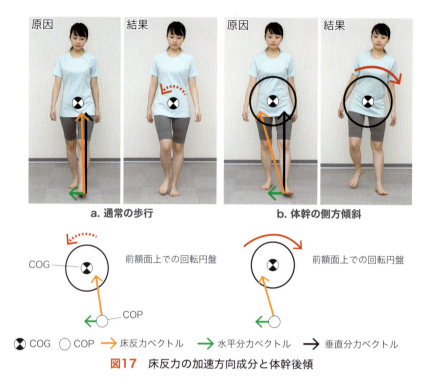

図17 床反力の加速方向成分と体幹後傾

2）locomotor unitの観察点

　Locomotor unitの運動の要点は，倒立振子を形成できるかどうかである．図18に示すように，初期接地時のCOPの位置とCOGを結んだ線と垂直線の成す角度をθ_0とし，単脚立脚期の開始時にCOG速度がv_0だったとする．質量がm，振子の長さをlだとすると，この倒立振子ははじめに運動エネルギーとして$1/2\ mv_0^2$を有していることになる．この後，運動エネルギーは減少し，そのエネルギーは位置エネルギー$mgl(l-\cos\theta_0)$に変換される．ここでもし，初速度v_0の時に最上点での速度が0とした場合，最初の運動エネルギーはすべて位置エネルギーに置き換わることになる（図18上段）．初期角度のθ_0が一定であれば，初速度がv_0より大きくなる場合は，倒立振子は進行方向へ倒れ，v_0より小さくなる場合に倒立振子は後方へ倒れることになる（図18下段）．したがって，振立振子の成立は開始時の速度によって決定するといえる．

　一方で初速度v_0が一定の場合には，倒立振子開始点の角度θが倒立振子の成否を決めることになる（図19）．倒立振子開始点における角度θ_1が前述のθ_0より大きい場合には，超えるべき位置エネルギーは大きくなる（倒立振子開始点では$\theta_1<\pi/2$になるた

2. 「問題の認識」と「原因の分析」のための歩行観察

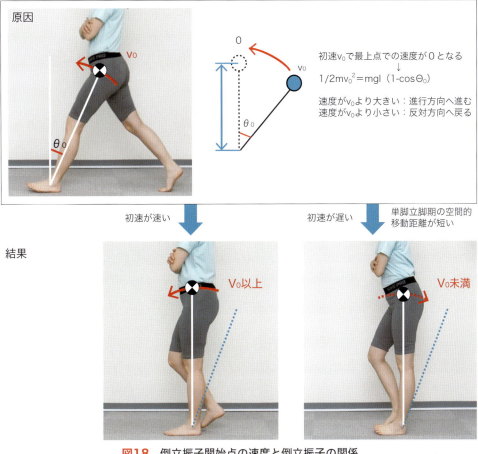

図18 倒立振子開始点の速度と倒立振子の関係

め）．したがって，ステップ距離が大きければ図19aのように倒立振子は不成立となり，ステップ距離が小さければ図19bのように倒立振子が成立する．つまりlocomotor unitの運動に空間的な問題が生じるもう1つの原因は，倒立振子開始点におけるステップ距離にあると考えられる．

このような観察点は前額面上の運動においても同様であり，COGとCOPは前額面上でも倒立振子を形成する．矢状面上の倒立振子と異なる点は，通常の歩行では必ずCOGよりCOPが外側に位置し歩行時に垂直線を超えない点である．その前提で，最上点で速度0となる速度をv_0とし，実際の外側への移動速度v_1とすると歩行中はv_0よりv_1が小さくなる．もし，速度v_1が遅ければ倒立振子が立ち上がらず位置エネルギーによって押し戻されるため，単脚立脚期は時間的に短くなる（図20a）．また，歩隔が広く，単脚立脚期開始点でのCOGとCOPが成す初期角度θ_1が広い（ステップ幅X_1が広い）場合でも同様

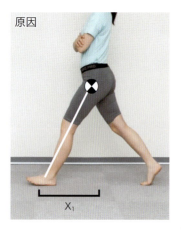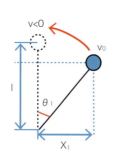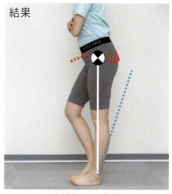

a. ステップ距離Xが長い場合

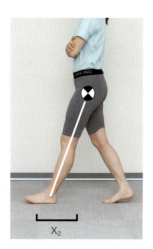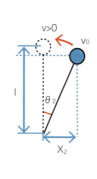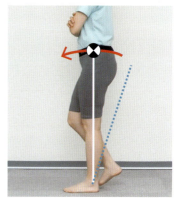

b. ステップ距離Xが短い場合

図19 倒立振子開始点の歩幅と倒立振子の関係

に単脚立脚期は時間的に短くなることになる（**図20b**）．したがって，locomotor unitの運動に時間的な問題が生じる場合，その原因は前額面上での倒立振子開始点における速度とステップ幅が影響している可能性がある．

　以上のように，locomotor unitに生じている問題の原因については矢状面上，前額面上のステップ位置と速度が観察点となる．

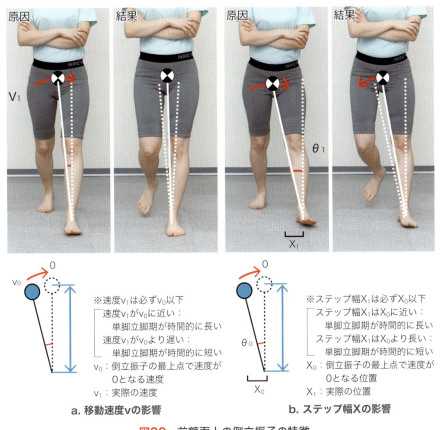

図20 前額面上の倒立振子の特徴

3）荷重応答期の評価ポイント

　ここでより詳細に歩行相ごとの原因-結果関係について解説する．まず，荷重応答期における運動に着目すると，この時期の運動の要点は足関節が下腿を前方に引き出すこと，膝関節が大腿を前方に引き出すこと，股関節がpassenger unitを前方に引き出すことにある（**図21**）．荷重応答期に下腿の前方への引き出しが不十分であれば反張膝歩行が生じ，大腿部の引き出しが不十分であれば膝関節屈曲歩行が生じる．さらに股関節の伸展が不十分であればpassenger unitの前傾が生じることになる．これらの運動が生じると次の単脚立脚期を形成するための十分な速度が得られず，単脚立脚期の時間的もしくは空間的短縮を生じさせることになる．

　また，この時期における前額面上での運動の観察において重要になるのは，足部，下腿の運動である．初期接地直後に足部や膝関節の外反が起こったとすると，この時の床反力

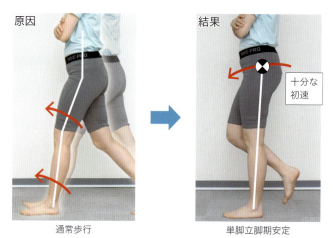
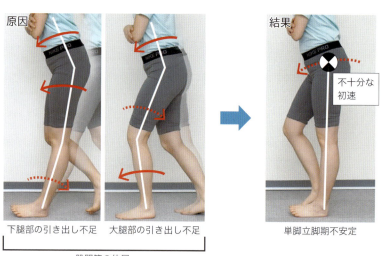

図21 荷重応答期(第一両脚立脚期)の運動とその観察点(矢状面)

は距骨下関節軸や膝関節軸それぞれの外側を通っていることを意味する（figure 22a）．これに対して，初期接地直後に足部の内反が起こったとすると，この時の床反力ベクトルは距骨下関節軸の内側を通ったことを意味する（figure 22b）．

2.「問題の認識」と「原因の分析」のための歩行観察

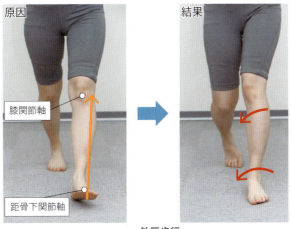

a. 外反歩行

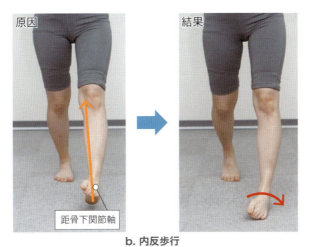

b. 内反歩行

図22 荷重応答期（第一両脚立脚期）の運動とその観察点（前額面）

4）単脚立脚期の評価ポイント

　単脚立脚期の運動を形成するうえで重要なポイントは2つある．1つ目は単脚立脚期の時間である．立脚側の下肢の支持性に問題がある場合には，そもそも単脚立脚時間が短縮する．このため，この歩行相の時間に明確な左右差が生じているとすれば，支持脚になんらかの問題があることを示唆している．2つ目は単脚立脚期の進行方向への初速である．十分な初速をもって単脚立脚期を開始した場合には，骨盤は前方へ移動し対側接地の瞬間に股関節は大きな伸展角度をなすことになる．しかし，十分な初速が得られていなければ骨盤は停止し，対側接地の瞬間に股関節は伸展しない．このため，単脚立脚期終了時の股

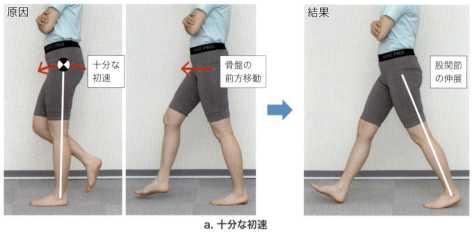

a. 十分な初速

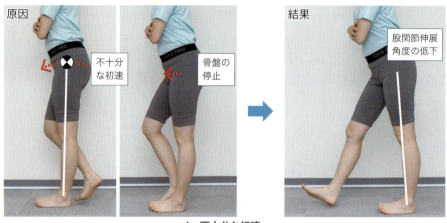

b. 不十分な初速

図23 単脚立脚期の運動とその観察点（矢状面）

関節伸展角度に着目すれば，単脚立脚期開始時に十分な初速が得られていたかがわかるだろう（図23）．もし初速が不十分な歩行となった場合，揃え型の三動作歩行を行うことになる．

5）前遊脚期の評価ポイント

前遊脚期における重要な観察点は，大腿部の運動にある．単脚立脚期に股関節の伸展が十分に得られていれば，前遊脚期には大腿部は前方に加速されて股関節の屈曲が生じ，それに伴い膝関節は屈曲する（図24a）．もし単脚立脚期の股関節伸展が不十分なまま前遊

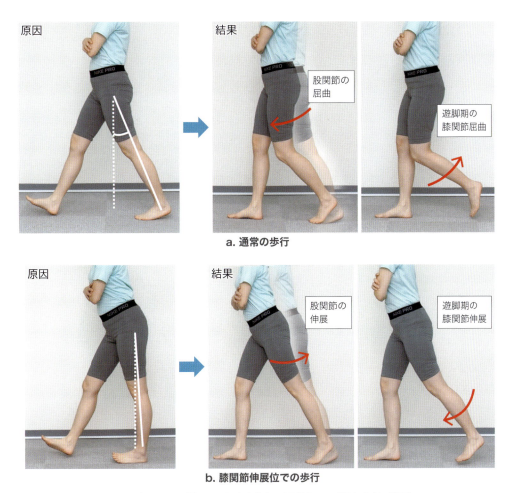

図24 前遊脚期（第二両脚立脚期）の運動とその観察点（矢状面）

脚期に移行したとすると，この時期に大腿部の前方傾斜（股関節の伸展）が生じ，膝関節は伸展したままになる（図24b）．さらに，この前遊脚期に十分な大腿部の加速が得られなければ，遊脚期の膝の屈曲は生じないため，足部のクリアランスが低下する．

また，前遊脚期における前額面の観察点として，足部の倒れ方の特徴がある．この時期の足関節は底屈方向への強い踏み切りが生じるため，通常歩行では十分加速され下肢はまっすぐ前方に踏み出される．しかし，この時期の底屈方向への運動が不十分であれば，つま先が支点となって下腿が回旋する外側ウィップが生じることになる（図25）．

さらに場合によっては，下肢全体を外旋方向へ引きずるような運動になってしまう．したがって，この時期の重要な観察点は，大腿部の前方への加速が得られているかどうかで

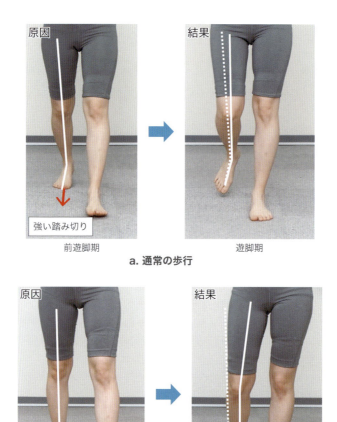

図25 前遊脚期(第二両脚立脚期)の運動とその観察点(前額面)

あり，もし得られなかった場合には膝関節の伸展，下肢の外旋，外側ウィップなどに注意する必要がある．

6) 遊脚期の評価ポイント

遊脚期前半における重要な観察点は膝の運動である．前遊脚期で十分な大腿部の回転速度が得られれば，前遊脚期から遊脚期までの間に膝関節屈曲運動が生じ，足部のクリアランスが得られる(図26a)．

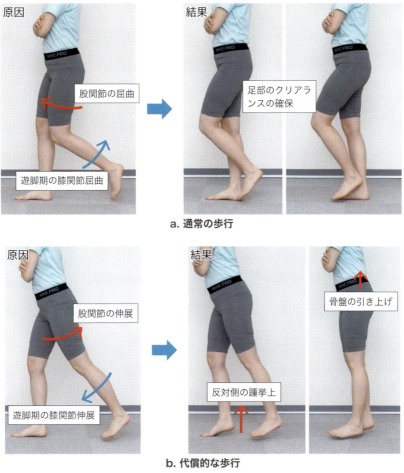

図26 遊脚期前半の運動とその観察点（矢状面）

　しかし，もし前遊脚期で十分な股関節の屈曲運動が得られなければ，膝関節の屈曲は生じないために足部のクリアランスが低下し，代償的な対側下肢の踵挙上や骨盤の引き上げなどが生じることになる（図26b）．

　さらに，この時期の前額面上での観察点としては下肢の外転角度がある．通常歩行では，股関節中心から足までの線は，ほぼ垂直方向を維持するが，膝関節屈曲角度の低下が生じた場合，やや外転方向へ広がるような運動が観察される（図27）．

　遊脚期後半には，大腿部の回転運動を減速させる股関節伸展運動が生じるため，慣性力により膝関節伸展運動が生じ，それが結果的に適切な膝角度による着地を形成する（図28a）．

3-6 歩行再建における臨床的意思決定

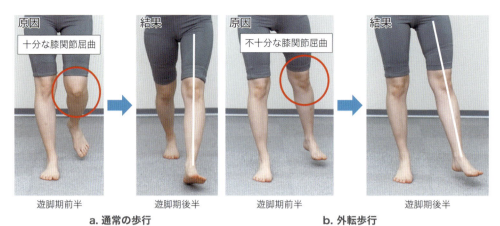

図27 遊脚期前半の運動とその観察点（前額面）

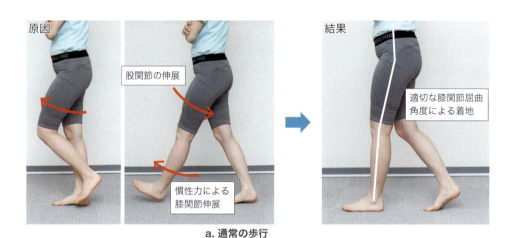

図28 遊脚期後半の運動とその観察点（矢状面）

この時，もし股関節が遊脚期後半においても減速せず，屈曲速度を保ったままであれば，膝の伸展運動は生じないため，着地時の膝は過剰な屈曲位をとることになる（**図28b**）．

　以上のように，遊脚期における着眼点は，股関節の適切な屈曲・伸展運動とそれに伴う膝の運動にあるといえる．

▶ **文　献**

1）障害者福祉研究会（編）：国際生活機能分類（ICF）—国際障害分類改訂版．中央法規出版，2002

第Ⅲ部　歩行の再建

07 歩行再建のための基礎理論

1. 歩行再建に向けたトレーニング方策

1）運動学習の三法則

　歩行運動を再建するために，どのような介入が必要だろうか．再建に向けた具体的な方法の解説に入る前に，その重要な理論的背景である運動学習についてここで振り返ってみたい．運動学習とは反復した練習や経験を通じて運動機能が変化する過程を意味している．一般的に学習的変化が生じるためには3つの要件が必要になるとされる．この要件は，Thorndikeの三法則と呼ばれ，「レディネスの法則」「練習の法則」「効果の法則」からなる．レディネスの法則とは十分な準備が必要であること，練習の法則とは学習を成り立たせるには十分な反復が必要であること，効果の法則とは強化と呼ばれる動因因子が必要であることを指している．

　この法則を歩行障害者における機能再建に当てはめて考えると，歩行を達成するために十分な筋力やバランス能力を有しており（レディネスの法則），繰り返して練習することができ（練習の法則），運動による結果について強化や指導が得られる（効果の法則）状態が必要である（表1）．

表1　Thorndikeの三法則と歩行再建

レディネスの法則	十分な準備が必要	歩行を行うために必要な筋力・関節可動域・バランス能力が十分ある
練習の法則	十分な反復が必要	歩行を行うために必要な練習が十分できる
効果の法則	十分な強化（報酬，罰則）が必要	歩行を行うために必要な指導や動機が十分ある

2）学習と条件付け

　学習について考える際，最も基礎的な理解として古典的条件付けとオペラント条件付けがある．古典的条件付けはパブロフの犬に代表されるように，異なる2つの刺激を同時に提示することにより，本来，無関係であったはずの刺激が結びつき（連合）を強めることをいう．たとえば，犬に餌を与える前に必ずベルを鳴らすといった刺激を与えると，反復した経験に伴ってベルが鳴るだけで唾液が分泌されるといった行動の変化が生じる（図1a）．このような反応の変化は，反復した経験に基づく行動の変化を意味しており，それを観察することによりさまざまな学習の性質が実験的に調べられるようになった．

　しかし，一般に学習とは刺激に対する反応の変化のみを指すわけではない．自発的な行動選択においても経験に伴った学習が起こる．この自発的行動の反復に伴う変化をオペラント条件付けという．たとえば，檻に入れられた猫が脱出することができた場合に餌がもらえるような場面を想像してほしい．何回か試行錯誤しているうちに外に出ることができ，餌を手に入れる経験をしたとする．その経験を繰り返すごとに，猫が正しい行動を選択する確率が上がり，より早く脱出することができるようになる（図1b）．このように強化（この場合は餌）が与えられることにより，その反応の生起率が変化することをオペラ

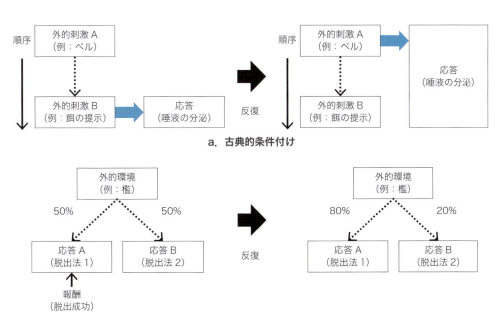

図1　古典的条件付けとオペラント条件付け

ント条件付けという．

古典的条件付けは刺激反応関係であるが，オペラント条件付けは自由意志を伴う学習とみなされるため，多くの場合，両者は区分される．しかし，オペラント条件付けにおける檻のような環境条件を「環境からの刺激」とみなすと，特定の環境刺激に対して特定の行動が結びつくことから，両者は同じ性質のものとみなすことができるのではないだろうか．

3）Hebbの法則と学習性変化

どのようなメカニズムにより，これらの条件付け（学習）が生じるのだろうか．ここで学習の神経学的な基盤であるHebbの法則をみてみたい．一般にHebbの法則とは，「信号を送る側の神経細胞の活動と受ける側の神経細胞が同時に活動している時にシナプスの結合の強度が増加する」というものである（図2）．

神経細胞は通常，細胞の中がマイナスの電位となるように調整されている（静止膜電位）．ここにほかの神経細胞からシナプスを通じて，電位を変化させるように神経伝達物

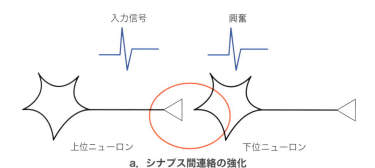

a．シナプス間連絡の強化

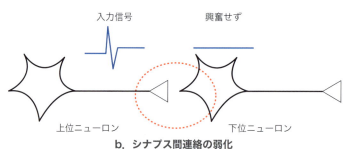

b．シナプス間連絡の弱化

図2　Hebbの法則

質が放出される．神経伝達物質が細胞膜上の受容体と結合すると，膜上の門（イオンチャネル）が開き，ナトリウム（Na）イオンやカリウム（K）イオンなどが取り込まれる．取り込まれた陽イオンにより，細胞の中はプラス方向に電位変化が生じる．この電位の変化が一定の値（閾値）を超えると，陽イオンを取り込む門が一斉に開き，電位が瞬間的に上がる．この状態が「神経細胞の興奮」という状態であり，興奮した神経細胞は次の神経細胞にこの電位変化を伝えていく．

この時，Naイオンなどの出入りする門とは別の門が神経細胞には存在する（図3a）．この門（NMDAチャネル）は通常，マグネシウム（Mg）イオンがブロックしており，単発の刺激では開かない．しかし，複数の連続した刺激を受けると細胞膜上のMgイオンが外れるため，この門から細胞内にカルシウム（Ca）イオンが流入することになる．このCaイオンの流入がきっかけとなり，細胞膜上に新たな門が浮上し，シナプスにおける伝達効率を向上させる（図3b）．この伝達効率の変化は長期間保持されるため，長期増強（long term potentiation：LTP）と呼ばれる．言い換えると，細胞の情報伝達の記憶である．このように複数回の反復した刺激に伴い，神経細胞が応答の仕方を記憶することが，前項の条件付け（学習）を可能にすると考えられる．

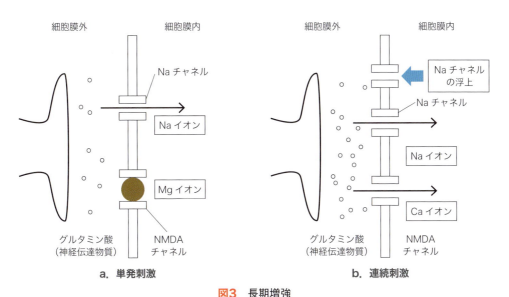

図3　長期増強

Na：ナトリウム，Mg：マグネシウム，Ca：カルシウム

4）リハビリテーションと学習性再組織化

　Hebbの法則による神経細胞レベルでの変化は，脳全体でみると神経回路網の再編成という形となって現れる．特に運動の学習や経験によって引き出される脳の変化としては，支配している運動に関連する皮質の領域の大きさを示す「運動地図」が拡大することが知られている．たとえば，サルやラットに特定の運動学習課題を与えることにより，運動地図が変化する．ヒトにおいても同様に，短期間の学習であっても運動地図の拡大が生じることが知られている[1]．

　この特性は，リハビリテーションによる運動機能の再獲得の機序として知られている．たとえば，ある機能をもつ脳の領域が損傷したとしても，損傷した部分の機能を残存した領域の神経細胞が代償することができれば実際の運動機能は維持されることになる．そのため，神経細胞の損傷により運動機能が失われたとしても，反復練習を行うことによりほかの神経細胞からのシナプス伝達効率を上げることができれば，失われた運動機能を発揮するための神経細胞を興奮させ，当該機能を維持することができるだろう（図4）．

　実際，人為的に脳損傷を加えたリスザルの研究の結果は，使用依存性の機能的再組織化が生じることを裏づけており[2]，これらの一連の現象こそ，脳損傷後のリハビリテーショ

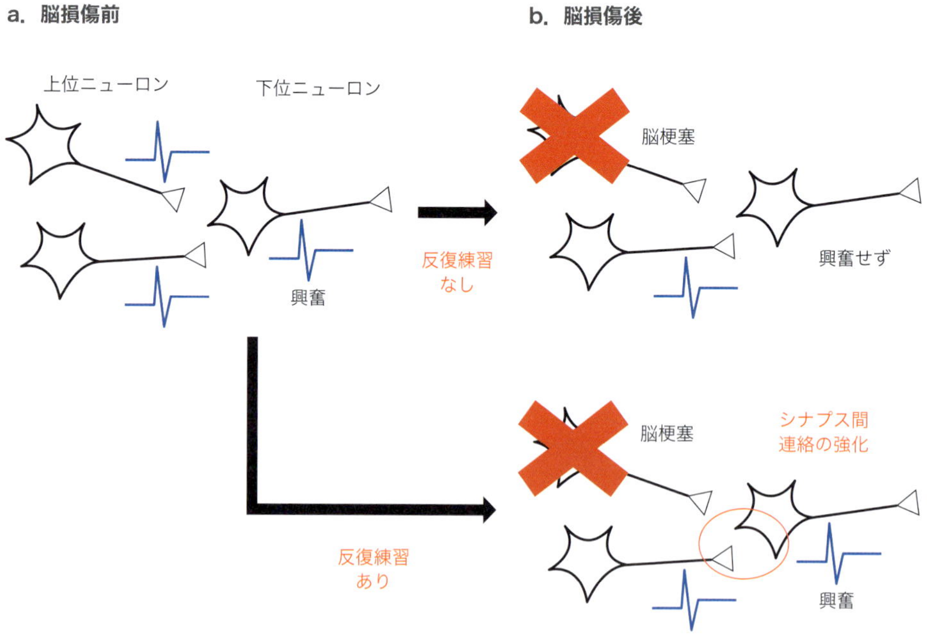

図4 脳損傷後の機能的再組織化

ンの理論的支柱となっている.

5）運動学習と記憶

　次に，歩行再建の中核をなす運動学習の性質について考えてみたい．まず，学習を行うためには，学習した内容について記憶がなされなければならない．このような学習の前提となる記憶とはどのようなものだろうか．記憶には大きく分けて，意味記憶（数学記号や文字などについての記憶）やエピソード記憶（昨日，何を食べたかなどのエピソードに関する記憶）などの宣言的記憶（言葉で述べることができる記憶）と，運動記憶などの非宣言的記憶（言葉にならない記憶）がある．一般に宣言的記憶には海馬を中心とした内側側頭葉が，非宣言的記憶，特に運動記憶は小脳，基底核などの運動に関連する部分が関与するとされる（図5）．これらは別々に記銘されており，内側側頭葉の記憶に関連する部分が損傷を受けても運動記憶は影響を受けないことが知られている．

　たとえば，家から外出する際の行動を思い浮かべていただきたい．外出時に家の鍵を閉めたかどうか思い出せなくなり，確かめに戻ったところ，実際にはドアにはしっかり鍵がかかっていたというような経験はないだろうか．これは俗にいう「身体が覚えている」状態である．つまり，外出しようとする時に身体は鍵をかける動作を覚えており意識せずに鍵を閉めたが，意図的に行っていないために宣言的記憶としては残らない．そのため，思い出そうとしても自分の行動を思い出せないといったことが起こると考えられる．このように運動の記憶は，ときに意図的な経緯によらず行動を決定することができる．

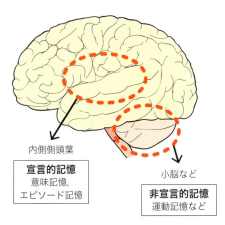

図5 宣言的記憶と非宣言的記憶

また，止まっているエスカレーターを昇ろうとした時に，不意に足を踏み外すような感覚に襲われたことはないだろうか．通常，われわれはエスカレーターを昇ろうとする際，実際にはその瞬間に段差がある位置ではなく，エスカレーターが上がってくるはずの位置に合わせて無意識に足を踏み出している．このため，もしエスカレーターが止まっていたとしても，エスカレーターが上がってくるはずの位置を予測して足を踏み出してしまうために，落下するような感覚を得ることになる（図6）．しかし，この現象を考えるうえで大事な点は足の位置を決める際に，すでにエスカレーターが止まっていることを認識していることである．つまり，意識的にはエスカレーターが止まっていることを認識していても，なお無意識に上がってくるはずの場所に足をもっていってしまうのである．これは，われわれの多くの運動，特に移動動作は無意識下でのコントロールが主体的になされていることを示唆している[3]．運動学習の初期は認識段階，後期は自動化段階と呼ばれ，初期は認識がガイドしながら運動を模索する．しかし，反復して繰り返されることにより無意識で身体を動かせるようになる．十分に反復が行われて自動化段階に入れば，その運動を行っている時の感覚を容易に想起することもできるようになっていることが多い．

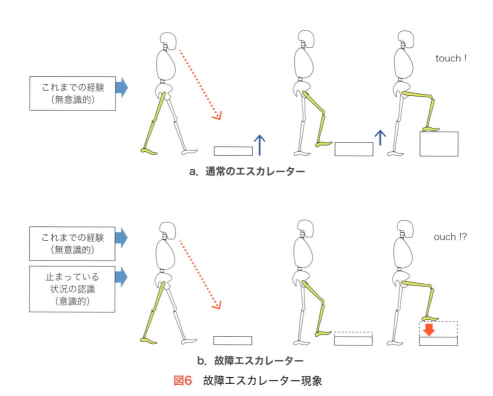

a. 通常のエスカレーター

b. 故障エスカレーター

図6 故障エスカレーター現象

6）運動学習理論と内部モデル

それでは運動学習はどのようにしてなされるのであろうか．運動学習について考えるために，これまでさまざまな運動学習理論が考案されてきた．しかし，ここでは最も単純なモデルで運動について考えてみたい．最も単純な運動学習のモデルはAdamsの閉回路理論と呼ばれる．運動出力が行われた場合，その出力の結果として生じた感覚に基づき，運動に生じた誤差を修正しながら学習が行われる．この際に，新たな運動出力はそれまで経験した運動に伴う感覚の記憶（知覚痕跡）が内的な基準となり，運動計画を形成して実行される．さらに，新たな運動出力の結果としての感覚に対するフィードバックが得られ，内的基準が修正されるとするものである（図7）．

実際にこのモデルは，現在の運動制御理論の1つである内部モデル説によく対応している．たとえば，運動を企図した場合，脳内で適切な運動出力が計画されると推定される．この過程で行われていると想定される手続きは，①外的な運動軌跡を決定する（extrinsic kinematics），②内的な運動構成を決定する（intrinsic kinematics），③運動に必要な筋活動を決定する（kinetics）という3つに分割できる[4]．はじめに，外部の空間座標において目標点を決定し（図8①），そこに到達するまでの端点の運動軌跡を計画する（図8②）．次に，この外的運動軌跡を形成できる個々の関節の運動を逆運動学的変換により求める（図8③）．最後に，求められた個々の関節運動を形成するための筋出力を逆動力学的変換によって求める（図8④）．以上の手続きを経て，運動における個々の筋出力を決定していると考えられる．

このように運動–筋出力の組み合わせは逆モデルとして中枢内に保存され，同様な運動を計画した際に使用される．さらにこの逆モデルに基づいて感覚入力を推定し，得られた感覚と比較しながら運動を遂行するフィードバック制御が行われている（図9）．

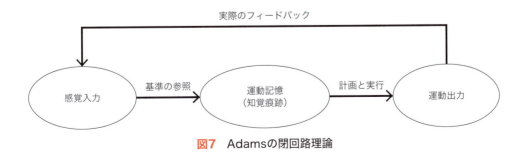

図7 Adamsの閉回路理論

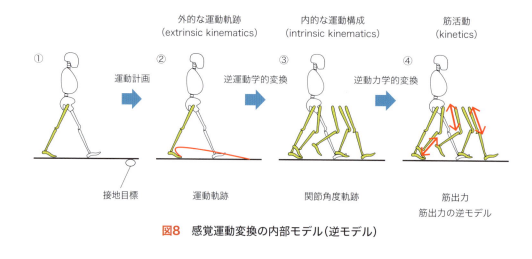

図8 感覚運動変換の内部モデル（逆モデル）

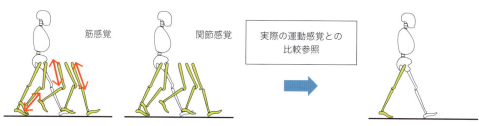

図9 感覚運動変換の内部モデル（順モデル）

7）運動学習と歩行再建

　前述のような内部モデルが歩行においても形成されていると考えると，歩行を再建するための運動学習はどのように行うべきであろうか．内部モデルはそれまでの運動経験に基づき，Hebbの法則に従い形成されている．つまり，より多く繰り返された内部モデルによる運動プログラムが強められているだろう．

　たとえば，健常者が歩行を行う際には，最も安定した結果が得られる効率の良い運動がより多く反復される．その結果として，その最適な筋出力のプログラムとその時に得られる感覚の組み合わせが強められることになる．一方，脳卒中後片麻痺者のように運動障害が生じた場合にはどうなるだろうか．中枢神経障害に伴う運動障害により，通常の筋出力を発生させることができないと推測される．結果的に正常ではない運動を行う回数が増

え，異常な運動とそれに伴って起こる感覚の組み合わせが選択される頻度が増えることにつながる．結果的に異常な運動出力と感覚入力の組み合わせが学習されるだろう．

　Reinkensmeyerら[5]は，このような異常な運動と感覚の学習に対して，トレーナーによる補正が重要だとしている．異常な運動が生じたとしてもトレーナーが矯正し，正しい運動に変更したらどうなるであろうか．この場合，たとえ本人が正しい運動出力を起こすことができなかったとしても，運動の結果として生じる感覚はより正しいものとなる．これを繰り返し経験することで，正しい感覚に基づいて運動出力を調整するようになる可能性が高まるのではないだろうか．

　図10は感覚運動モデルのトレーナーによる適正化を模式的に示している．不適切な運動（abnormal motor output，異常運動出力）が行われた時に得られる感覚は，適切な運動（normal motor output，正常運動出力）によって得られる感覚情報とは異なり，不適切な運動に伴って生じる感覚（abnormal sensory input，異常感覚入力）を得る．したがって，不適切な運動の反復は，Hebbの法則に基づき，異常運動出力と異常感覚入力との結びつきを強める．言い換えると，このような運動の反復は異常感覚入力を基準にして制御を学習することになり，結果的に異常運動出力が定着することとなる[5]．

　しかし，この異常な運動出力を，なんらかの手段により正常運動出力に修正できるならば，たとえ自ら動かしたものではなくトレーナーによって形成された運動であったとしても，適切な運動に伴って生じる感覚（normal sensory input，正常感覚入力）が反復さ

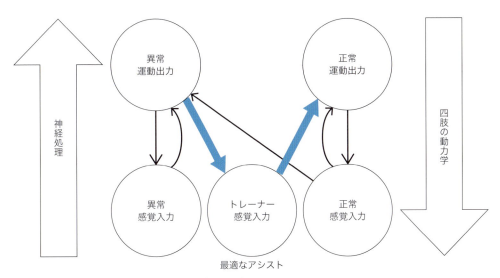

図10　運動矯正のための学習モデル〔Reinkensmeyer, et al. 2004より改変引用[5]〕

れることになる．そのような運動の反復は，正常な感覚を基準とした運動制御を学習することになり，矯正を止めても正常感覚入力に近い運動を行おうとするようになると予想される．つまり，正しい運動軌跡を行った時の感覚を参照して運動出力を決定することにつながると考えられる．

　以上の仮説に基づき，効果的なトレーニングについて第8章から提示する．

2．疾患別にみた歩行トレーニングのエビデンス

　実際の具体的なトレーニング方策について解説する前に，各種疾患において推奨されるさまざまな歩行機能の再建のために重要なトレーニングの方策について，まとめてみたい．

1）脳卒中後片麻痺者に対する歩行トレーニング

　脳卒中後片麻痺者の歩行機能，特に歩行パフォーマンスには筋力が深く関連する[6]．本疾患における筋力低下は麻痺側，非麻痺側ともに生じるが，歩行機能と関連が深いのは特に麻痺側の筋力と考えられている．脳卒中後の急性期では長時間の臥床が強いられることもあり，非麻痺側であっても発症から2週間で通常の60％程度[7,8]，麻痺側筋力はさらに重篤で35％程度まで低下する[8]．筋力の左右差はその後も持続することが多く，慢性期においても麻痺側の筋力は非麻痺側の1/2～2/3程度である[9～11]．このため，急性期における筋力低下の程度は，入院期間の長さや退院後の移動能力の予測因子になると考えられる[12]．

　しかし，筋力の改善により歩行パフォーマンスの改善が必ずしも得られるわけではない．これまでの種々の報告において，筋力トレーニングによる歩行機能の改善効果については一致していない．多くの場合，筋力トレーニングは筋力低下を改善させるが，歩行などの機能的なパフォーマンスに対する効果は不十分であるとされる[13,14]．一方で，純粋な漸増負荷ではなく，電気刺激や筋電図バイオフィードバックなどのような「筋力が向上する可能性のあるトレーニング」をまとめて筋力トレーニングと考えた場合には，運動機能の改善が認められるとされる[15]．これらの違いをどのように考えたらよいのであろうか．

　たとえば，立ち上がりや階段昇降などの歩行パフォーマンスに関連する運動課題の反復

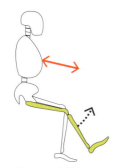 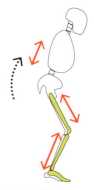

a. 一般的な膝関節伸展トレーニング
目標：膝関節伸展筋力の出力増大

b. 立ち上がりトレーニング
目標：下肢の体重支持性の増大

課題特異的な反復運動によるトレーニング

図11　脳卒中後片麻痺者の歩行トレーニング

によって，麻痺側の筋力が向上することが知られている[16]．これは，特別に筋力トレーニングとして課題を設定しなくても，運動課題の反復によって筋力の改善が得られることを示している．また，立ち上がりなどの反復した運動課題だけでなく，反復したわけではない歩行運動の改善にも影響し，歩行速度の増加が得られたとする報告もある[17]．このような結果は，荷重条件下での筋力発揮能力の向上による学習の転移のためと考えられている．つまり，筋力トレーニングはある特定の筋の出力を増大すること（たとえば膝関節伸展筋力の増加）を目的とした課題ではなく，改善したい機能課題に応じた作業能力の改善（荷重位での体重の支持性）を目的として行われるべきであり，このような改善は課題の反復としての運動学習によって生じることを示唆している（図11）．

2）パーキンソン病患者に対する歩行トレーニング

パーキンソン病患者における運動障害は一次的 impairment と二次的 impairment に分類される．脳の損傷により直接的に生じる運動障害である一次的 impairment についてはトレーニングによる変化は少ないが，一次的 impairment の結果として生じる二次的 impairment については可逆的であり，トレーニングによる変化が期待できる．

一般的にパーキンソン病患者の歩行障害としての歩行速度の低下は歩幅の狭小化が影響している．歩幅の問題は薬剤の離脱によって顕著となるため，一次的 impairment によ

る現象とみなすことができる（第4章）．同時に，腕の振りや体幹回旋の減少，股，膝および足関節の屈曲傾向も同様に一次的 impairment としての側面が強いと考えられる．

しかし，パーキンソン病患者に対する歩幅の変更は，外部からの視覚・聴覚刺激などの外部刺激による注意戦略によって可能である．そのような歩幅の変更により，廃用による二次的 impairment の悪化を妨ぐことができれば，全体として歩行機能の低下を最小限に抑えることができる可能性があると考える．

実際にパーキンソン病患者に対して，トレッドミルを用いた歩行トレーニングが歩行速度や歩幅などに改善をもたらすことが知られている[18]．このことは反復する歩行トレーニングにより二次的 impairment を改善できることを示唆している．さらに，外部刺激を用いて運動の指導を行うことにより，すくみ足などの典型的なパーキンソン病の症状を軽減できることが報告されている[19]．特にトレッドミルと外部刺激の両方を用いた場合には，外部刺激単独で行うよりも高い効果が示されている[20]．

以上の結果は，基底核の役割を皮質の経路により代償しながら十分な負荷を加えることが，歩行機能の改善に有効である可能性を示唆している．

3）小脳性運動失調症患者に対する歩行トレーニング

小脳は運動の制御や運動学習に主体的な役割を果たす．したがって，小脳性運動失調に対するトレーニングは学習効果が不明確となりやすい．この疾患の特徴は歩行の変動性にあり，観察者がその運動学的特徴を認識しにくいことも影響している．

運動制御能力は速度とトレードオフの関係にある（フィッツの法則）．したがって，運動制御にかかる負担を軽減するために低速度で低難易度のトレーニングから始めることで，運動学習を効率的に進められる可能性がある．実際に，集中的な協調運動トレーニングは小脳性運動失調の症状を抑え，運動機能を改善するのに有効だとする報告がある[21]．特にその改善は小脳のみの変性に限局される場合に高い効果を発揮するとされている．たとえば，難易度を少しずつ変化させた静的バランス，動的バランス，四肢の協調運動課題を反復させ，徐々に歩行課題特異的な方法に近づけて練習することは，歩行機能を改善し，小脳性運動失調を緩和させる意義を有する．しかし，トレーニング効果の長期間の持続は，どれだけトレーニングを継続にできるかにかかっている[22]．

以上をまとめると，運動関連皮質の機能障害を反映する脳卒中後片麻痺者においては，課題特異的な運動を反復することにより，運動関連皮質の再組織化を促せる．これに対して，基底核障害に基づくパーキンソン病患者には，外部刺激による指示を与えることによ

表2 歩行トレーニングの内容と目的

対象疾患	トレーニング内容	トレーニング目的
脳卒中後片麻痺者	反復した課題特異的トレーニング	運動皮質の機能的再組織化
パーキンソン病患者	外部刺激を利用した課題特異的トレーニング	基底核機能を代償しながら強化
小脳性運動失調患者	速度や難易度を調整した課題特異的トレーニング	小脳障害に対する負担を軽減しながら再学習

り運動機能を代償させ，反復回数を増やすことにより二次的 impairment の増悪を防ぐ．小脳性運動失調症患者には，速度や難易度を調整した非特異的課題から徐々に特異的課題に近づけるようなトレーニングプログラムを用いて，運動制御に加わる負担を軽減しながら練習を進めることが推奨される（**表2**）．

4）脳性麻痺児に対する歩行トレーニング

最後に，脳性麻痺児における歩行トレーニングについてまとめたい．脳性麻痺児に対する歩行トレーニングの基本的な方策は，脳卒中後片麻痺者や小脳性運動失調症患者に対する方法が参考になる．たとえば，運動関連皮質の損傷が中心となる痙直型麻痺児（特にGMFCSレベルⅠ～Ⅲ）の場合，漸増負荷トレーニングとして，立ち上がり（sit to stand）[23]や側方への段差昇降（lateral step up and down）など，もしくはそれらを組み合わせたサーキットトレーニング[24]などにより運動機能の改善が期待できることがある．しかし，筋力トレーニングにより歩行能力の改善が得られるかという点については，一致した見解はなく，むしろそれだけでは歩行能力の改善は得られないとする意見のほうが優勢である．

それに対してトレッドミルなどを用いたトレーニングの歩行機能改善効果については多くの報告で一致しており[25]，痙直型麻痺児（特にGMFCSレベルⅠ～Ⅲ）においては，脳卒中後片麻痺者と同様に反復した課題特異的トレーニングの有効性が示唆されている．

しかし，運動経験の少ない年少児が存在するため，運動学習としては小脳性運動失調症患者に対するアプローチと同様に難易度の調整が求められると考えられる．また，重要なポイントとして，成長に伴う身体組成の変化が運動機能に大きく影響を与える可能性があることも考慮に入れる必要がある．

文 献

1) Pascual-Leone A, et al : Modulation of muscle responses evoked by transcranial magnetic stimulation during the acquisition of new fine motor skills. *J Neurophysiol* **74** : 1037-1045, 1995
2) Nudo RJ, et al : Role of adaptive plasticity in recovery of function after damage to motor cortex. *Muscle Nerve* **24** : 1000-1019, 2001
3) Reynolds RF, et al : The broken escalator phenomenon. Aftereffect of walking onto a moving platform. *Exp Brain Res* **151** : 301-308, 2003
4) Kalaska JF, et al : The Primary Motor Cortex. Kandel ER, et al : Principles of neural science, Fifth Ed. McGraw-Hill, New York, 2013, pp835-864
5) Reinkensmeyer DJ, et al : Robotics, motor learning, and neurologic recovery. *Annu Rev Biomed Eng* **6** : 497-525, 2004
6) Bohannon RW : Muscle strength and muscle training after stroke. *J Rehabil Med* **39** : 14-20, 2007
7) Harris ML, et al : Quadriceps muscle weakness following acute hemiplegic stroke. *Clin Rehabil* **15** : 274-281, 2001
8) Andrews AW, et al : Short-term recovery of limb muscle strength after acute stroke. *Arch Phys Med Rehabil* **84** : 125-130, 2003
9) Eng JJ, et al : Reliability and comparison of weight-bearing ability during standing tasks for individuals with chronic stroke. *Arch Phys Med Rehabil* **83** : 1138-1144, 2002
10) Hsu AL, et al : Test-retest reliability of isokinetic muscle strength of the lower extremities in patients with stroke. *Arch Phys Med Rehabil* **83** : 1130-1137, 2002
11) Bohannon RW, et al : Nature, reliability, and predictive value of muscle performance measures in patients with hemiparesis following stroke. *Arch Phys Med Rehabil* **73** : 721-725, 1992
12) Andrews AW, et al : Discharge function and length of stay for patients with stroke are predicted by lower extremity muscle force on admission to rehabilitation. *Neurorehabil Neural Repair* **15** : 93-97, 2001
13) Morris SL, et al : Outcomes of progressive resistance strength training following stroke : a systematic review. *Clin Rehabil* **18** : 27-39, 2004
14) Eng JJ : Strength training in individuals with stroke. *Physiother Can* **56** : 189-201, 2004
15) Ada L, et al : Strengthening interventions increase strength and improve activity after stroke : a systematic review. *Aust J Physiother* **52** : 241-248, 2006
16) Dean CM, et al : Task-related circuit training improves performance of locomotor tasks in chronic stroke : a randomized, controlled pilot trial. *Arch Phys Med Rehabil* **81** : 409-417, 2000
17) Monger C, et al : Evaluation of a home-based exercise and training programme to improve sit-to-stand in patients with chronic stroke. *Clin Rehabil* **16** : 361-367, 2002
18) Mehrholz J, et al : Treadmill training for patients with Parkinson's disease. *Cochrane Database Syst Rev* **20** : CD007830, 2010
19) Fietzek UM, et al : Randomized cross-over trial to investigate the efficacy of a two-week physiotherapy programme with repetitive exercises of cueing to reduce the severity of freezing of gait in patients with Parkinson's disease. *Clin Rehabil* **28** : 902-911, 2014
20) Frazzitta G, et al : Rehabilitation treatment of gait in patients with Parkinson's disease with freezing : a comparison between two physical therapy protocols using visual and auditory

cues with or without treadmill training. *Mov Disord* 15：1139-1143, 2009
21) Ilg W, et al：Intensive coordinative training improves motor performance in degenerative cerebellar disease. *Neurology* 73：1823-1830, 2009
22) Synofzik M, et al：Motor training in degenerative spinocerebellar disease: ataxia-specific improvements by intensive physiotherapy and exergames. *Biomed Res Int* 2014：583507, 2014
23) Liao HF, et al：Effectiveness of loaded sit-to-stand resistance exercise for children with mild spastic diplegia : a randomized clinical trial. *Arch Phys Med Rehabil* 88：25-31, 2007
24) Unger M, et al：Strength training in adolescent learners with cerebral palsy : a randomized controlled trial. *Clin Rehabil* 20：469-477, 2006
25) Willoughby KL, et al：A systematic review of the effectiveness of treadmill training for children with cerebral palsy. *Disabil Rehabil* 31：1971-1979, 2009

08 歩行再建の戦略論

1. 歩行トレーニングの目標と計画

1）歩行トレーニングにおける「目標の設定」

　第6章で解説したように，歩行を再建するためには，抽出された問題とその原因の分析に基づいて「介入の計画」を立案する必要がある．しかし，具体的な介入の計画を考えるための基準として，「問題の認識」や「原因の分析」以上に介入内容の決定に影響を及ぼす因子がある．それが「目標の設定」である．もし，対象者の歩行において同じ問題が抽出されたとしても，正しい目標が設定されなければ，効果的な介入を計画することはできない．

　たとえば，ある対象者の歩行障害に対して，介入者が目標を「速く歩けるように」と考えた場合と「長く歩けるように」と考えた場合ではトレーニング介入の方策は大きく変わる．速く歩きたい場合にはトレッドミルを用いて高速度での歩行トレーニングを選択することになるかもしれないし，長く歩きたい場合には歩行速度は気にせずに長距離の歩行トレーニングを選択するかもしれない（図1）．どちらの目標を設定するかについては，歩

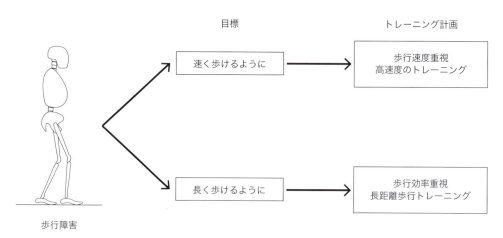

図1 目標の設定と計画の変化

行障害の問題点のありかだけでなく，対象者のニーズや環境が影響する．つまり「問題の認識」や「原因の分析」は対象者の特性を探索する過程であるが，「目標の設定」は対象者のニーズを含めて決定すべき基準だといえる．したがって，「目標の設定」は，対象者の現状だけでなく希望や生活環境を含めて，より広範囲に考察する必要がある．

2）「問題回避型」介入と「目的志向型」介入

　目標の設定の重要性を考えるために，問題の回避を中心に行う介入と目的の達成を中心に行う介入の違いについて考えてみたい．介入計画の設定において，「問題の認識」や「原因の分析」などで現状の問題を明確化し，その問題により生じるリスクを回避，克服するよう計画された介入は「問題回避型」介入と分類できる．たとえば，関節可動域制限に対するストレッチ，筋力低下に対する筋力増強などはこの問題回避型介入の例である．

　一方，目標を設定し，その目標とする理想像と現状の差分から解決すべき課題を克服するように計画された介入を「目的志向型」介入と定義する．この場合，たとえば歩行速度を改善するという目標を立てると，それに必要な課題（歩幅の増加や歩行率の増加など）を想定し，それぞれの課題を解決する介入の方策を用いることが推奨される（図2）．問

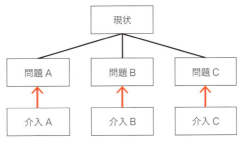

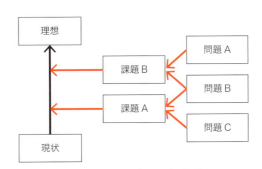

図2 問題回避型介入と目的志向型介入

題回避型の特徴は，現状における個々の阻害因子を列挙し，それぞれに対して介入方策を検討することである．したがって，独立した多くの問題が生じている状況に対し，より網羅的な修正が求められる事象についての問題解決に有効であるが，問題のすべてが介入すべき対象かどうかについては判断されない．一方，目的志向型の介入は現状と理想の間にあるギャップを目標課題として，その課題に関連する問題を解決することに主眼が置かれる．目標課題と関連しない問題点については考慮されないため，網羅的な問題回避はできないが，目標課題を達成するうえで必要な問題をクローズアップすることができる．

3）「問題回避型」介入の問題点

問題を見過ごすことが許されない医学的診断においては問題回避型介入が求められ，網羅的な状況把握が行われる．たとえば，入院中の患者の身体状態の管理には，いわゆる問題志向型システム（problem oriented system：POS）が用いられており，詳細に患者を管理して問題を列挙し，それぞれに対する対策としての介入方針が立案される（図3）．介入効果が得られれば，中間評価で改善した問題点を削除し，その後にも残存する問題に対して，新しい介入方針を決定するといった流れで進められる．一般に，心身に問題（疾病，障害）がない状態のことが健康と定義づけられているため，異常な状態にはそれを引き起こす理由としての「問題」が必ず存在すると考えられるからである．したがって，問題回避型介入は，急性期医療のような問題が明確な場合の解決手段としては非常に有効である．

しかし，問題回避型介入を問題と原因の関係が不明確な場合（たとえば，ある症状の問題の原因が多岐にわたる場合）や，教育や行動変容のようなより広い範囲の問題解決に応用しようとするとたちまち矛盾が生じる．なぜなら，問題回避型介入では，問題に関連している可能性のある状況をすべて改善しなければならないからである．たとえば，日常生

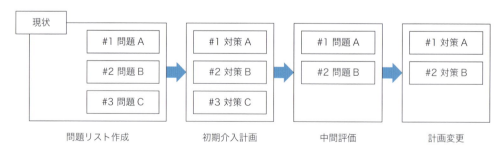

図3 problem oriented system

活においてなんらかの不調を訴える患者がいたとする．通常の検査結果では，原因となる明確な問題がなかったとしよう．その場合，一般医療ではこれ以上の対応はできない．しかし，患者が医療のその対応に納得できなかったとするとどうなるだろうか．おそらく医療類似行為（カイロプラクティックや整体，もしくは残念なことに一部の理学療法士にもみられるが）に答えを求めようとするだろう．この種の疑似医療では医学的知識に基づかない因果関係のこじつけが行われるため，素人や本人も気づかない程度の不調（筋がこわばる，違和感がある，姿勢が悪い）に原因を見いだし，異常とみなされてしまうかもしれない．結果的にその問題に関連するかどうかが定かではない事象を改善（矯正）しようとして，不必要な負担を強いられる．つまり，問題-原因間の関係を曲解し，問題とみなしたものをすべて排除するような取り組みがなされてしまう．特に，歩行運動を改善しようとする場合には明確な原因の特定が難しいため，どうしても疑似医療的な曖昧な原因を受け入れてしまうことが多い．そのため，歩行再建の問題は，「何がいけないか」を問う問題回避型介入の考え方だけでは問題解決にたどりつかないのではないかと考える．

4）「目的志向型」介入の特徴

これに対して，目的志向型介入は問題を見逃さないことよりも目的を達成することに主眼を置く考え方である．これは，問題探索や原因推定が必要ないということではない．むしろ，POSにおいて行われるのと同様に厳密な問題探索が求められる．ただし，目的志向型介入で重要なのは無目的に問題を探索するのではなく，目的達成に関連する問題点を整理することである．

この考え方に基づいた目標達成には「目標の設定」「課題の抽出」「介入方法の立案」の3つのプロセスが存在する〔解決志向アプローチ（solution focused approach），図4〕．まず目標の設定とは，目的を達成するための具体的な目標を決定する過程である．介入が奏効するかどうかは，この段階で適切な目標を設定できたかによって決まる．次に，課題の抽出とは立案した目標と現状との違いを分析して，そのギャップを埋めるために達成されるべき目標課題を抽出する過程である．この過程において，目標の姿に至るまでに達成されるべき課題は1つとは限らない．どのような課題をいくつ抽出するかによって，目標達成までの難易度は変化する．最後に，介入方法の立案とは，現状における問題や障害の程度と対象者のもつ能力や資質を参考に目標課題を達成する介入方法を決めるための過程である．ここで重要なことは，単に問題や障害などの負の阻害因子だけに着目するべきでないということである．なぜなら，同じ阻害因子を有していたとしても，本人の資質が高ければ目標課題を達成できる可能性が変化するからである．たとえば，歩行速度を改善

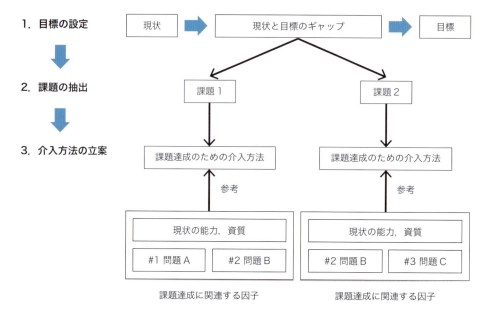

問題解決方針:「どうしたら達成できるか?」
図4 solution focused approach

したいという目標をもち,同程度の身体障害を有していたとしても,対象者が高齢であったとしたら達成できる見込みは下がる.このように阻害因子と同時に本人の能力や資質をふまえて,介入方法を決定する必要がある.

5)効果的な目標の設定

それでは,効果的な目標設定の特徴を具体的に考えてみたい.たとえば,単に「歩行を改善する」という目標と「歩行速度を0.3m/sから0.5m/sに2週間以内に増加させる」という目標はどのように違うだろうか.おそらく最初の目標では効果的な介入を行えたかどうかですら不明確になるだろう.目標というよりも標語に近い.

問題解決に向けた目標設定にはいくつかの特徴がある.一般に,効果的な目標設定の特徴は,それぞれの頭文字をとってSMARTと呼ばれている(表1).まず,目標は十分に具体的でないといけない(specific).抽象的な目標では達成できたかどうかがわからないからである.次に,目標は数値として測定可能であるべきである(measurable).測定できない基準では解釈がさまざまになり目標が一定にならない.また,目標は達成可能なものでないといけない(attainable).実現不可能な目標は介入の遂行をも阻害する.同時に,目標は最終的な目的に見合ったものでないといけない(related).狭い範囲に注目し

表1 効果的な目標設定の特徴

specific（具体性）	抽象的な目標では達成できない
measurable（測定可能性）	数値目標でないと解釈変更の余地が生じる
attainable（達成可能性）	実現不可能な目標は意味がない
related（合目的性）	目標の方向性が正しくないと達成する意義がない
time bound（期限がある）	期限がなければいつかは達成しなかったことがわからない

てしまうと決定した目標の方向性が最終的な目的に合わなくなることに注意する必要がある．最後に，目標には期限が必要である（time bound）．

前述の特徴のうち，特に達成可能性は本人の能力と介入の効果によって左右される特徴である．十分な達成可能性の予測が行えるかどうかは，介入者の経験や知識により変わる．

6）効果的な課題抽出

課題を抽出する過程では，設定した目標を達成した場合の具体的な姿を想起し，現状の姿との違いを比較する．ここで重要となるのは，設定した目標に対して，どれだけ具体的に達成後の姿を想起できるかである．しかし，目標達成後の姿は，実際にどのような方向から目標を達成しようとするかによって変化する．たとえば，「歩行速度を増加させる」という目標を立てた場合について考えてみる（図5）．その目標を達成した歩行の姿としてはストライドの増加かピッチ（歩行率）の増加のいずれかが認められるはずである．仮にストライドが増加した姿を想定した場合，空間的な因子が変化した状態を思い浮かべることになるだろう．一方で，歩行率が増加した姿を想定する場合，時間的な因子が変化した姿を考えることになる．つまり，目標を具体化していく過程においても，ストライドの増加を目標にするか，歩行率の増加を目標にするかによって，差が生じることになる．

以上のように，目標を達成するためにはどのような方向性で到達するかを考える必要があり，その目標に到達するための課題を本書では目標課題とする．目標課題によって，目標達成後の姿が変わるため，より現実的な目標達成後の姿が想定できる目標課題を選ぶことが求められる．

7）目標課題の実現性の見積もり

目標課題を決定するためには，問題の認識および原因の分析と組み合わせて考える必要がある．

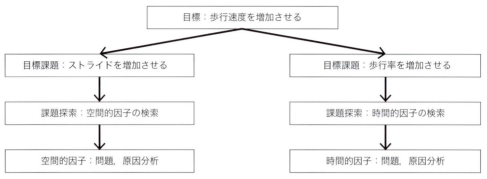

図5 課題抽出の手順

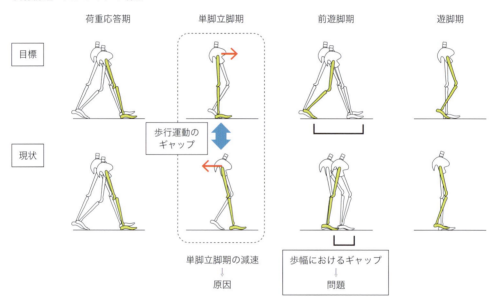

図6 介入方法：単脚立脚期の重心前方移動速度を増加させる介入

　まず具体例として，目標課題を「ストライドの増加」とした場合の介入方法を検討する．「ストライドの増加」に関連する空間的因子に対して，図6にあるように，目標とする歩行の姿と現状の歩行とを比較してみる．たとえば，この時，前遊脚期における歩幅が低下することが確認できたとしよう．この場合，原因はそれ以前の運動にあると考えられ，たとえば単脚立脚期に生じた過剰な減速が原因と推測されたとする．介入方法は，おのずと単脚立脚期における重心の前方移動速度を増加させるような練習が求められることになるだろう．

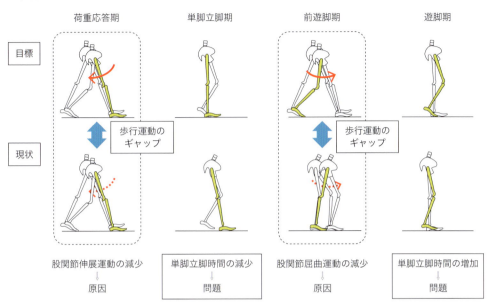

図7 介入方法：荷重応答期,前遊脚期の股関節伸展運動を増加させる介入

では，目標課題を「歩行率の増加」とした場合はどう考えられるだろうか．「歩行率の増加」に関連する時間的因子に対して，図7にあるように，目標とする歩行の姿と現状の歩行とを比較してみる．この時，単脚立脚期の時間が減少し，遊脚期の時間が増加していたとする．同様にその原因はそれ以前の運動（荷重応答期および前遊脚期）にあると考えられ，具体的には荷重応答期および前遊脚期の股関節伸展・屈曲運動の低下が原因と推測されたとする．この場合の介入方法は両時期の股関節運動速度を増加させる練習が求められることになる．

以上のような手順を踏めば，図5で解説した「歩行速度を増加する」という目標設定は，「ストライドの増加」もしくは「歩行率の増加」という，より具体的な目標課題に置き換えられる．では「ストライドの増加」と「歩行率の増加」のどちらの目標課題を優先すべきであろうか．その答えは，それまでに行った「問題の認識」や「原因の分析」と合わせて達成可能性を吟味することによって得られると考える．達成しやすい目標課題を選定することにより，現状に最も適合した介入計画を立案することができるだろう．

8）効果的な介入計画における戦略と戦術

介入計画を立案するうえで，その計画の構想を戦略的観点と戦術的観点に分ける必要が

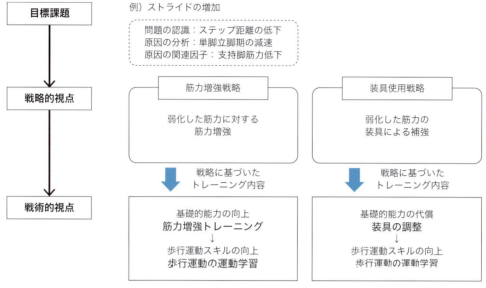

図8　介入方法の戦略的視点と戦術的視点

あると考える．歩行再建における戦略的観点とは，全体的な改善計画の基本的な考え方であり，目標課題に対して介入するうえで必要な方向性についての視点である．一方，戦術的観点とは，具体的トレーニング内容に当たる．

たとえば，前述の「ストライドの増加」を目標課題とした場合を考える（図8）．ここまでの問題と原因についての分析から，単脚立脚期に過剰な減速が生じていることがストライド減少の原因とみなされたとしよう．これに関連する因子は支持脚の筋力低下だと考えられた場合，これを改善するためにいくつかの方策が考えられる．1つ目は筋力増強戦略であり，低下した筋力の改善を促してから歩行運動の再学習を達成しようと考える方策である．もう1つは装具使用戦略であり，適切な装具を使用することによって低下した筋力を代償し，歩行運動の学習につなげる方策である．いずれの方策を選ぶかによって，具体的な戦術は変化する．筋力増強戦略を選んだ場合には，筋に対するより大きな負荷が与えられる動作によりトレーニングが行われ，十分な筋力の増強が得られてから運動の再学習に移行することになる．一方，装具使用戦略を選んだ場合には，十分な運動を補完できる装具を作製，調整したうえで運動の再学習を行うよう計画されるだろう．このように，戦略的視点に基づき戦術は異なり，具体的なトレーニングをどのように行うかは同じ目標課題であっても変化する．

9）評価，介入計画の全体像のまとめ

評価から介入計画の立案までを順に説明してきたが，ここでその全体像を図9にまとめた．まず，臨床的意思決定の第一段階は評価である．歩行に関連する因子の評価を行い，問題点を抽出する．次にその中から対象者において優先度の高い問題を選択する．さらにその問題の原因推定において，原因の確実性を吟味し，重要度の高い問題とより確実な原因を推定する．

次に，介入計画を検討する段階が第二段階にあたる．対象者のニーズや環境などから目標を具体的に設定する．さらにその具体的目標を達成するための課題を抽出する．この時，抽出された課題と，それを阻害する問題や達成する資質，能力などの評価を勘案して，重点目標となる目標課題を決定する．しかし，評価内容を勘案する際に，決して問題点の裏返し（たとえば，歩行速度が低下しているから，目標を歩行速度の改善と安易に設定するような）で計画するのではなく，あくまで対象者の達成可能性を踏まえて設定すべきである．

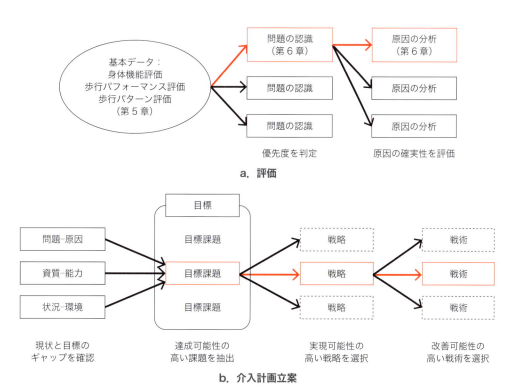

図9 歩行再建における評価と介入計画のまとめ

目標課題が決定すれば，最適な戦略とそれに応じた最適な戦術を選ぶようにする．ここでも方向性を決めてから，具体的方法を考えるようにする．このような考え方に慣れていくことにより，たとえば筋力強化を目指すとしながら運動を介助（ハンドリング）して練習させたり，持久力向上を目標としながら平行棒を数回往復させるだけの課題設定をするなどの矛盾を含んだ介入を避けることができる．

2．歩行トレーニング戦略

1）高強度を目指したトレーニング戦略

具体的な歩行トレーニング戦略について，まとめてみたい．歩行能力を改善させるためには，現状と同じ状態での歩行を繰り返すだけでは変化が生じない．改善にはより高い負荷をかけた状態で練習する必要がある．高い強度によるトレーニングの代表例は，漸増負荷トレーニングであり，本人の運動能力に合わせて徐々に負荷を上げていく方法である．このような負荷は，単に筋力を増強する意味だけでなく，進め方によってはバランス能力や歩行能力の向上にも役立つ可能性がある．

たとえば，脳卒中後片麻痺者に対する高強度歩行トレーニングの例として，インターバルトレーニングを利用した高強度インターバルトレーニング（high intensity interval training：HIIT）プロトコールが知られている[1〜3]．このプロトコールにおいては，たとえばトレッドミルで最大速度を計測した後，その最大速度に応じて短時間の高速度歩行を断続的に行わせるような方法が選択される．トレーニング中に，通常歩行速度と一定時間の高速度歩行を反復し，高強度のトレーニングを行わせる方法である（図10）．このような方法を用いることにより，通常のトレーニングと比較してさまざまな評価において歩行機能の高い改善効果を示すとされている．

しかし，高強度のトレーニングが可能かどうかは，対象者の身体機能に依存する．たとえば，発症3週間程度の入院中の脳卒中後片麻痺者では最大酸素摂取量（VO_2max）が平均11 ml/kg/minで，同年代の健常者の約半分とされる[4]．これに対して，健常者が日常生活動作に要求される運動強度が3〜5 METs（1 METsが3.5 ml/kg/min）であり，この時期の日常生活を行ううえで要求される運動強度は，片麻痺者ではほぼ最大に近いことになる．この強度でトレーニングを行えばそれだけでも最大強度に近くなり，結果として学習効果を上げるだけの反復回数を行うことができなくなる．つまり，高強度トレーニング戦略が選択できる対象者は限定される可能性がある．

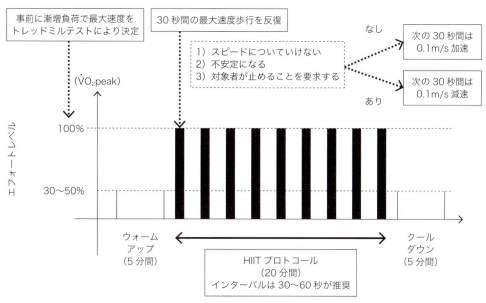

図10 high intensity interval training (HIIT) の一例 (Boyne P, et al, 2015より改変引用[2])

2）高頻度を目指したトレーニング戦略

　より高い効果のトレーニングを実現するためは，より多くの練習時間が必要になる．ここに着目してトレーニング内容を組み立てる戦略もある．実際，高頻度のトレーニングの重要性は古くから知られており，たとえば，下肢に対するトレーニングを通常より30分間追加するだけで歩行改善効果が高まること[5]や，歩行改善効果は歩行トレーニング時間に依存する[6]といった報告がなされている．

　高頻度を達成できる代表的なトレーニングとしては，体重免荷式トレッドミルトレーニング（body weight supported treadmill training：BWSTT）が知られている（図11）．BWSTTとはハーネスを用いた体重免荷歩行による歩行速度，歩容改善に対する課題指向型のトレーニング方法である．免荷により身体にかかる負担を減らしながらトレーニングが行えるため，高頻度の反復が可能となる．脊髄損傷[7]，脳卒中後片麻痺[8,9]，パーキンソン病[10]，脳性麻痺[11,12]などさまざまな疾患に対する効果検証がなされている．BWSTTは単に免荷する場合だけでなく，徒手的に運動を介助する（manual assist）など，運動に必要な介助をしながら練習させることもある．介助量，免荷量，歩行速度を段階的に変化させることにより，対象者の運動機能に合わせたトレーニングが可能となる．

　しかし，この種のトレーニングにおいても注意すべき点がある．この戦略により免荷し

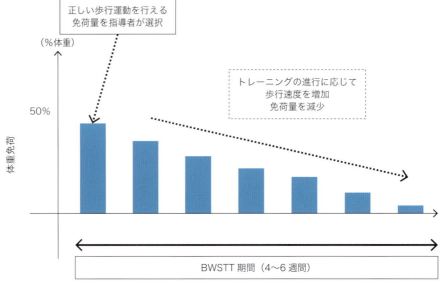

図11 body weight supported treadmill training (BWSTT)
〔Visintin M, et al, 1998より改変引用[9]〕

た状態では高頻度に歩行トレーニングによる効果が得られたとしても，免荷を徐々に減らしていけば，その改善効果が失われることがある．つまり，高頻度を達成することに注力しすぎると，実際に改善したい運動の学習効果が得られない可能性があることに注意すべきである．

3）高精度を目指したトレーニング戦略

　また，達成する運動の精度を高めるためのトレーニング戦略も考えられる．たとえば，運動の正確性は運動速度とトレードオフの関係にあることが知られている（フィッツの法則）．高速度の運動においては，その正確性は失われ，低速度運動では正確な運動を行いやすくなる．したがって，正確性を重視するためには低速度で運動すべきである．また，多くの要素が求められる運動課題では難易度は高まり正確性が失われる．これに対して難易度を下げて，個別に段階的に運動学習するほうが習得は容易になる場合がある．以上の観点から，高精度を達成するためのトレーニングでは，運動速度や難易度を調整することが求められると考えられる．

高精度を達成するための練習方法としてステップトレーニングがある．特に各歩行周期における特徴的な運動の仕方を分習法（運動要素ごとに分割して，それぞれを個別に学習する方法）によって学習し，全体的な歩行運動に転移させるような学習手順である．特に歩行運動において，全習法（運動を一括して学習する方法）では，意識化されない個別の運動の問題点を修正しにくい．これに対して，ステップトレーニングにより歩行周期ごとの運動を段階的に学習できれば，より高精度に歩行運動を修正することができると考えられる．しかし，ステップトレーニングの問題はあくまでステップをくり返しているにすぎず，歩行運動そのものを練習しているのではない．このため，実際の歩行に学習が転移しない場合もありうることに注意すべきである．

以上のように，歩行を改善するうえでは，強度，頻度，精度などを志向するさまざまな戦略が考えられる．前述のトレーニングのほかにも，さまざまな装具や歩行補助具などを利用することができる．

▶文　献

1) Pohl M, et al : Speed-dependent treadmill training in ambulatory hemiparetic stroke patients : a randomized controlled trial. *Stroke* **33** : 553-558, 2002
2) Boyne P, et al : Within-session responses to high-intensity interval training in chronic stroke. *Med Sci Sports Exerc* **47** : 476-484, 2015
3) Hornby TG, et al : Importance of specificity, amount, and intensity of locomotor training to improve ambulatory function in patients poststroke. *Top Stroke Rehabil* **18** : 293-307, 2011
4) Brooks D, et al : Profile of patients at admission into an inpatient stroke rehabilitation programme : cardiorespiratory fitness and functional characteristics. *Physiother Can* **60** : 171-179, 2008
5) Kwakkel G, et al : Intensity of leg and arm training after primary middle-cerebral-artery stroke : a randomised trial. *Lancet* **354** : 191-196, 1999
6) Richards CL, et al : Task-specific physical therapy for optimization of gait recovery in acute stroke patients. *Arch Phys Med Rehabil* **74** : 612-620, 1993
7) Protas EJ, et al : Supported treadmill ambulation training after spinal cord injury : a pilot study. *Arch Phys Med Rehabil* **82** : 825-831, 2001
8) Hesse S, et al. : Treadmill training with partial body weight support compaired with physiotherapy in nonambulatory hemiparetic patients. *Stroke* **26** : 976-981, 1995
9) Visintin M, et al : A new approach to retrain gait in stroke patients through body weight support and treadmill stimulation. *Stroke* **29** : 1122-1128, 1998
10) Miyai I, et al : Treadmill training with body weight support : Its effect on Parkinson's disease. *Arch Phys Med Rehabil* **81** : 849-852, 2000
11) Schindl MR, et al: Treadmill training with partial body weight support in nonambulatory patients with cerebral palsy. *Arch Phys Med Rehabil* **81** : 301-306, 2000
12) McNevin NH, et al : Gait in adolescent cerebral palsy : the effect of partial unweighting. *Arch Phys Med Rehabil* **81** : 525-528, 2000

09 歩行再建の戦術論

第Ⅲ部 歩行の再建

1. 歩行トレーニング戦術

1）フィードバック—feedback

　ここからは，具体的に歩行トレーニングを行ううえでの戦術についてまとめてみたい．歩行運動を再学習させる際に重要になるのは，どのように結果の知識（knowledge of results）を与えるかという部分にある．多くの運動は結果の知識をフィードバックされなければ学習に伴う変化は生じず，反復に伴いフィードバックされたポイントが改善されるように運動計画を変更していく．また，より早く，より正確に結果の知識を与えることで学習効果を高めることが知られており，実際の運動が生じてから遅れてフィードバックが与えられたとしても学習効果は得られにくい．

　運動によって得られた結果（たとえば，ダーツで的にどれだけ近づいたか）をフィードバックするのではなく，運動の仕方そのもの（ダーツの投げ方）をフィードバックされた場合はどうなるだろうか．このようにして与えられるフィードバックはパフォーマンスの知識（knowledge of performance）といい，この場合，学習に伴い運動の仕方が変化する（図1）．異常な運動が生じる脳卒中後片麻痺者でさえ，パフォーマンスの知識が得ら

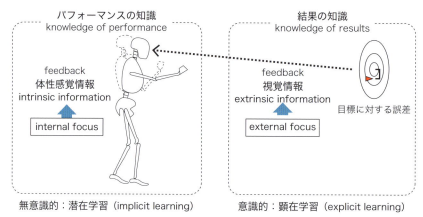

図1　フィードバック情報と学習様式

れれば運動の仕方を変化させることができる[1]．つまり，具体的に何を意識させるかは運動学習の重要なポイントである．

同様に，顕在学習（explicit learning）と潜在学習（implicit learning）という言葉がある．顕在学習は意識的に行う学習であり，潜在学習は無意識的に行う学習である．前述の結果の知識（ダーツと的との距離）に焦点を合わせれば，その運動の仕方（ダーツの投げ方）は潜在学習の対象ということになる．ダーツと的のような外部の結果に注意を向けてフィードバックすることをexternal focus，運動の仕方に注意を向けてフィードバックすることをinternal focusと呼ぶ．

より効率良く運動学習を引き出すために，結果の知識を与えるのか，パフォーマンスの知識を与えるのかを決めなければならない．結果の知識はexternal focusとしての視覚，聴覚などの感覚刺激（extrinsic information）により得られ，パフォーマンスの知識はinternal focusとして体性感覚情報（intrinsic information）が関与する．たとえexternal focusであったとしても，歩行運動の仕方は潜在学習として変化する．ただし，結果の知識を重視することになるために，かえって代償的な運動を学習する可能性もある．

2）強化—rewardとpunishments

学習を望ましい方向に生じさせるために，得られた結果に応じて報酬（reward）や罰則（punishments）などの強化を与えることにより学習を促すことができる．学習に対する報酬や罰則による修飾は，主に大脳基底核が大きな役割を果たしているとされている[2]．

ある運動行動と報酬の関連が予測され，実際にその行動を選択した場面を考えてみる．通常，その後の結果に基づき，事前に予測された報酬の大きさと行動後に実際に得た報酬の大きさを比較するだろう．ここで行動の結果，予測された報酬より実際の報酬が小さければ，次に同じ行動をする場合の報酬の予測は小さくなり，反対に予測された報酬より実際の報酬が大きければ，次に同じ行動をする場合の報酬の予測は大きくなる．実際の報酬と予測された報酬の差を報酬予測誤差というが，回数を重ねるごとに報酬予測誤差が徐々に低減し，行動による正確な報酬を予測できることになる．この報酬の予測が，行動の価値を決定づけることになる（図2）．このような行動の価値づけは大脳辺縁系が担当する感情（情動）に基づいて行われると考えられている．したがって，学習させたい内容を効果的に強化させるためには，行動の結果として生じる感情も重要な要素である．

特に運動学習においては強化が重要な意味をもつ．たとえば，報酬を与える運動学習課題の設定は，報酬を与えない場合や罰則を与える場合と比較して学習効果に違いはない

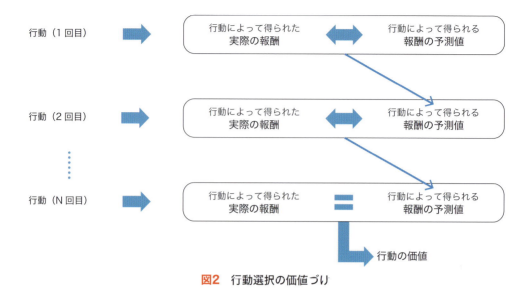

図2 行動選択の価値づけ

が，その効果が長期間保持されることが知られている[3]．つまり運動学習上で長期的な効果の持続を得るためには，減点法ではなく，うまくいった場合に適切な報酬を与えるように工夫することが重要である．

3）動機づけ—motivation

　学習するべき行動に対する動機づけも，学習を進める戦術として重要な要素になる．前述の強化学習により選択される行動と予測される報酬の関係が確立すれば，その行動の価値が決定する．さらに，行動に対する動機づけはこの行動の価値とその行動を達成する可能性により決まる．一般的に行動の達成可能性の見積もりは，その行動に対する自己の能力に対する信頼感（自己効力感）に影響される．たとえば，泳ぐ練習をする時の動機づけは，泳ぐことができるようになった時に予想される価値に影響を受ける（図3）．この場合，泳げるようになるとどんな良いことがあるかを具体的にイメージできるかが重要となる．また，同時に自分が泳げるようになるかの見積もりも影響する．泳げるようになりたいとしても，自分が泳ぐことができる可能性は少ないと考えるようであれば，動機づけは低減することになる．泳げるようになるかどうかの自信は，これまでのさまざまな達成経験をから生じる自己効力感に依存する．

　そのように考えると，その人の個性に基づき，自己効力感の高い人には価値の高い運動（難易度の高い設定）を与え，自己効力感の低い人には達成可能性の高い運動（難易度の

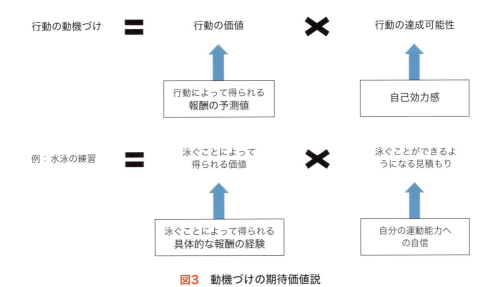

図3 動機づけの期待価値説

低い設定）を与えることが動機づけを高めるために求められることがわかる．

4）指導方法―instruction

　実際の歩行運動の指導を行うための重要な戦術的課題として，正しいパフォーマンスの知識を付与する技術が求められる．一般的に運動学習の効果は，視覚や聴覚からのextrinsic informationによる結果の知識の付与により得られるが，その時に効果的な運動技術が獲得されるかどうかには潜在学習としてのintrinsic informationによるパフォーマンスの知識が重要な意味をもつ．効果的にintrinsic informationを与えるためにはどのようにすべきであろうか．

　たとえば，ブリッジ運動を行っている様子を思い浮かべてほしい（図4a）．十分な骨盤の持ち上げが行われなかった場合に，指導者が実際に骨盤を持ち上げ，一定の位置まで腰を上げることを要求したとする．この際に指導者の補助が大きく，指導者の力で持ち上げるとすると，学習者の力で骨盤を持ち上げていないため，ブリッジ運動に要求される運動要素についてのintrinsic informationが得られにくくなる．適切なintrinsic informationを得るためには，運動はあくまで学習者が主体となって行う必要がある．したがって，指導者に求められる誘導の技術は，いかに学習者の力で運動を達成させることができるかにある．

　同様に膝を伸ばす運動を行う場合を考えてみたい．膝をある位置まで伸ばさせたい場合

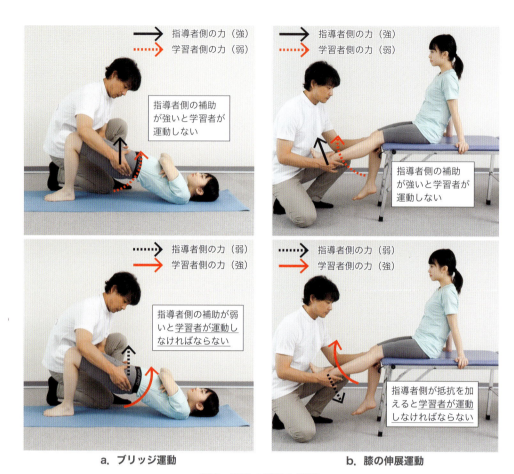

図4　運動の補助と誘導

に，指導者が他動的に膝を伸ばすことが多い．しかし，膝を伸ばすintrinsic informationを与えるためには，反対に指導者は屈曲する方向に抵抗を加え，学習者が伸展するように筋力発揮を促すほうが良い場合が多い（図4b）．このように運動の教示を効果的に与えるためには，いかに効率良くintrinsic informationを与えられるかを考えて誘導することが必要になる．

このような観点で，動作の再学習に向けた誘導の仕方を考えてみる．たとえば，立ち上がろうとする場合には，腰を持ち上げる前に前方へ身体を倒す必要がある．この運動を本人に行わせるためには指導者はどのように誘導すべきであろうか．もし身体を指導者が前に引き出すとすると，前に倒れる運動自体は指導者によって行われることになってしまう．その場合に学習者は身体を戻す方向（起き上がる方向）に運動を行うため，本来会得

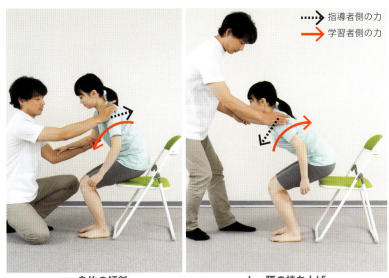

図5 立ち上がりの補助と誘導
a. 身体の傾斜　　b. 腰の持ち上げ

させたいintrinsic informationとは反対の経験をさせることになるだろう．これに対して，指導者が軽く抵抗を加えるようにすると，学習者は身体を傾斜させる方向への運動が促される（図5a）．同様に，腰が座面から持ち上がる瞬間に指導者が反対の方向に軽い抵抗を加えると学習者は身体を起こす方向に力を発揮することになる（図5b）．このように運動を誘導する際に，指導者は実際に起こる運動だけではなく，学習者のintrinsic informationが適切に得られる方向に誘導すべきである．

2．歩行再建におけるトレーニングの実際

1）ステップトレーニングの計画立案

　歩行運動の分習法による学習手段として，ステップトレーニングを考えてみたい．前述したようにステップトレーニングは，ただ歩くだけでは難しいような「歩き方」の変化を起こしたい時に効果的となるトレーニング方法である．なぜなら，歩行を行う際の身体各部の動き方は潜在学習で得られたものであり，特定の運動の仕方を歩行しながら意識して変えることは難しいからである．

　ステップトレーニングでは，特に問題となっている歩行相を中心に反復させる．歩行の

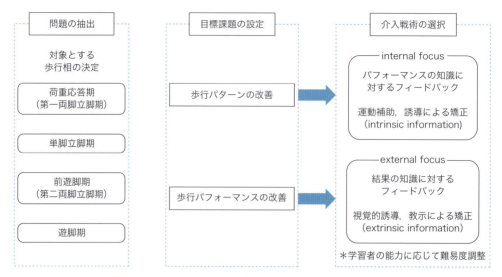

図6 ステップトレーニング戦略を行ううえでの介入計画

再学習のためにこの戦略を用いる利点は，歩行運動に必要な基本的技術を問題点に合わせて習得することができるようにすることにあり，欠点は実際の歩行運動ではないため，十分に習熟したうえで学習効果を歩行に転移させる必要があることである．

　効果的なトレーニングを行うためには，対象者の目標や能力に見合った介入計画を立てる必要がある．トレーニングの対象としたい歩行相を抽出した後で，介入の目標として，その歩行相における歩行パターン（その歩行相での運動の仕方）を学習させたいか，歩行パフォーマンス（その歩行相での運動速度や歩幅など）を学習させたいかをまず決定する（図6）．たとえば，歩行時の運動の仕方などの歩行パターンを改善したいとすれば，学習者には自分の身体の使い方やその時の感覚などについてのガイダンスを与えるinternal focusでの運動学習を行わせる．この時のフィードバックはパフォーマンスの知識を中心とし，指導者による補助や誘導によるintrinsic informationを与えるようにする．一方で，歩行運動の速度や歩幅などの歩行パフォーマンス的な要素の改善を目標とした場合にはexternal focusでの運動学習として，歩幅の大きさや運動速度など結果の知識を中心とし注意やフィードバックを与えるようにする．フィードバックの与え方については，いずれの場合もリアルタイムに正確な情報を与えることが望ましい．特に数値に表せる指標が最適である．

　次に，学習者の能力に基づいてトレーニングの設定を決定する．たとえば歩行が不安定な学習者の場合には，より安定した補助具（平行棒や手すりなど）が必要であり，場合に

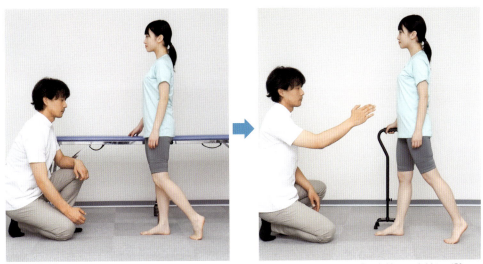

a. 低難易度（平行棒，手すりなど）　　b. 高難易度（杖［四点杖，T字杖など］）

図7 バランス能力に応じたステップトレーニングの難易度設定

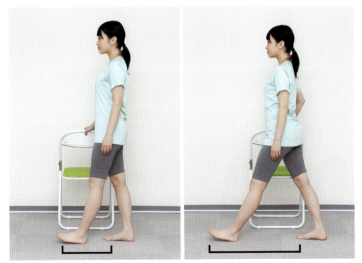

a. 低難易度（ステップ距離が小さい）　b. 高難易度（ステップ距離が大きい）

図8 ステップトレーニングのステップ距離と難易度設定

よっては装具を装着する必要があるかもしれない．しかし，学習が進むなかで安定性が改善した場合，杖などの比較的不安定な補助具でトレーニングすることが可能になるだろう（図7）．学習者の能力を見極めた難易度設定の方策として，補助具の使用は十分に検討すべきである．

また，トレーニングの難易度は，反復するステップの距離に影響を受ける（図8）．小

さなステップ距離は難易度が低く，大きなステップ距離は難易度が高い．ステップトレーニングを行う際に，ステップ距離も学習者のバランス能力を鑑みて変化させることが重要である．

2）開始姿勢と手順

以上を踏まえたうえでステップトレーニングを開始する．まず，開始姿勢はどの歩行相を対象とするかによって変わる．図9は各歩行相における開始姿勢を示している．荷重応答期や前遊脚期は，一歩踏み出した姿勢で後側に位置する下肢に重心を置くようにする．両時期は重心を前方へ移動させる時期であるため，開始姿勢においては重心が後方にないといけない．一方で，単脚立脚期や遊脚期は対象となる脚もしくは反対脚が床から離れる時期である．このため，開始姿勢においては重心が前方に位置する必要がある．

次に，必ず問題となっている1つの歩行相を反復することから始める．単一の歩行相についての適切な運動やその感覚を意識しながら繰り返すことで，運動の仕方についての十分な理解を促すためである．したがって，この時期のガイダンスやフィードバックはinternal focusでパフォーマンスの知識が中心となる．その後，徐々に反復する歩行相の範囲を2つ，3つと増やしながら繰り返すようにする．たとえば，荷重応答期の問題であれば，準備段階（step 0）：荷重応答期のみを反復，第一段階（step 1）：荷重応答期から単脚立脚期までを反復，第二段階（step 2）：遊脚期から単脚立脚期までを反復といった

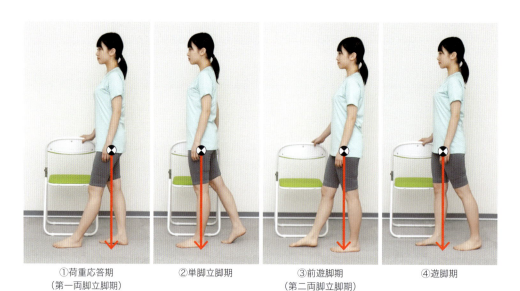

①荷重応答期　　②単脚立脚期　　③前遊脚期　　④遊脚期
（第一両脚立脚期）　　　　　　　（第二両脚立脚期）

図9　ステップトレーニングの開始姿勢

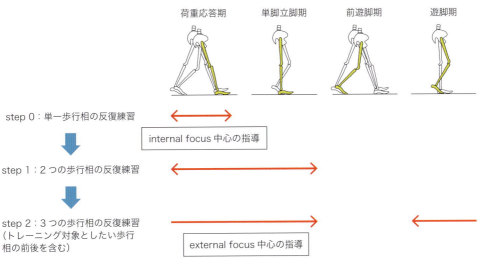

図10 ステップトレーニング戦略を行ううえでの介入手順

ように，徐々に反復する範囲を増加させるようにする（図10）．ここで大事なこととして，第一段階（step 1）は準備段階（step 0）で起こした荷重応答期の運動変化を単脚立脚期の運動につなぐことを目的としている．このため，運動指導の着目点はあくまで荷重応答期の運動とするべきである．同様に，第二段階（step 2）は第一段階（step 1）までで得られた荷重応答期の運動変化を，先行する遊脚期の運動に合わせて発揮できるようにすることを目的としている．準備段階（step 0）においては運動が単純なためinternal focusが可能であるが，第一，二段階（step 1, 2）では運動が複雑になるため，複数の運動を同時に意識することは難しくなる．このため，教示はできるだけ単純にexternal focusで指示を与えるように工夫する必要がある．

3）荷重応答期のステップトレーニング

荷重応答期の歩行運動の要点は，対象とする足を踏み出した際に素早く体重を移動することにある．このためには，着地に伴う衝撃緩衝と減速の制御を同時に行う必要がある（第3章参照）．ステップトレーニングではこの点に着目して，適切な運動を反復させる．

a．開始姿勢

対象とする下肢を一歩前に出した姿勢を開始姿勢とし，体重は後方に位置する脚（図9では右脚）に載せるようにする．

b. 準備段階（step 0）　荷重応答期の確認

開始姿勢において，まず体幹が直立位にあることを確認し，膝関節は軽度屈曲位，足は可能な場合には踵のみを接地させるように足先を浮かせる（不可能な場合には，足先にできるだけ荷重がかからない姿勢をとらせる）（図11a）．ここから股関節を伸展させることで体重を前方の脚に移動させるようにする．前方への体重移動が生じたら，指導者は①骨盤が前方へ移動していること，②膝は軽度屈曲位を維持していること，③下腿が前方へ素早く回転していることを確認する．足部内反のような異常運動が生じる場合には，必要に応じて前脛骨筋の活動が体重移動に応じて消失することを確認する（図11b）．最終的に，体重は前方の脚にかかった状態とし後方の脚にはかかっていない姿勢になるようにする．この際，膝関節は軽度屈曲位を保った状態になることに注意する（図11c）．

複数の問題点がある場合でも，学習者への指示やフィードバックする内容についてはできるだけ1つに絞るようにする．この段階での指導はinternal focusで学習者自身の身体の動きの問題を十分認識させるようにする．

c. 第一段階（step 1）
荷重応答期–単脚立脚期のステップトレーニング

準備段階（step 0）において十分に荷重応答期の運動が習熟した後，荷重応答期から

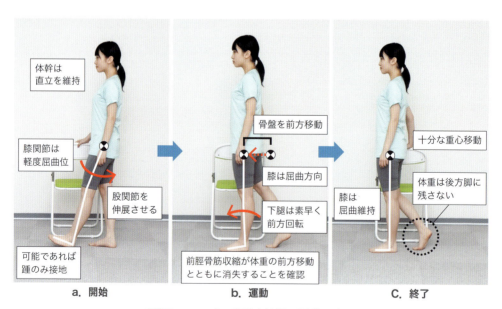

図11　step 1：荷重応答期の運動の確認

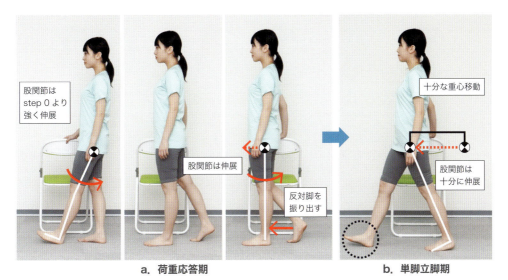

図12 step 1 荷重応答期−単脚立脚期のステップトレーニング

単脚立脚期を通した一歩前に踏み出すトレーニングを行う（図12）．荷重応答期に十分な重心移動速度を発生させることができれば，単脚立脚期において十分な股関節伸展運動が可能となる．この時の注意としては，荷重応答期に股関節を強く伸展して反対脚の踏み出しを大きくすることであり，external focusとして脚の踏み出し位置に注意を向けるようフィードバックを行う．この際，単脚立脚期の終了姿勢において十分な股関節の伸展が得られなければ，internal focusとして荷重応答期の股関節伸展運動を強めるように指示する．

d．第二段階（step 2）
遊脚期−単脚立脚期のステップトレーニング

一歩前に踏み出すトレーニングができれば，次に遊脚期から二歩分を含めて練習する．この段階の開始姿勢は遊脚期の姿勢（対象脚を後方に引き，体重は反対脚である前方の脚にかける）から始める（図9参照）．まず，対象脚は股関節を屈曲し，一歩前に振り出す．着地の瞬間にここまでの段階で練習してきた荷重応答期（Step 1）の姿勢をつくる（図13a, b）．この時，できるだけ早く体重を対象脚に移動することを意識させることが重要となる．その勢いを保って，反対脚も踏み出させ，二歩分の運動を反復する（図13c）．この時のフィードバックは踏み出す脚の位置に注意させるexternal focusを中心とする．この際，荷重応答期の姿勢に問題があれば，着目する注意点を1つに絞ってinternal

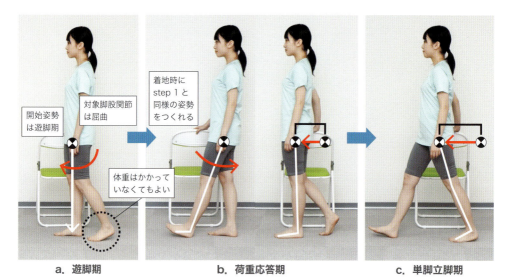

図13 step 2 遊脚期−単脚立脚期ステップトレーニング
external focus（反対脚の踏み出し位置）のフィードバック

focusでの矯正を行う．

e．注意すべき観察点

ⅰ）心移動の不十分

　荷重応答期に十分な体重移動（反対脚から対象脚への重心移動）が得られない場合には，骨盤の移動距離が低下する（図14）．このような傾向が観察され，かつ教示やフィードバックにより十分に改善しない場合には，指導者が運動を補助することによりintrinsic informationを与える必要がある．

　指導者は骨盤を前方に引き，反対脚から完全に体重が対象脚に移動するように誘導する（図14d）．この時，前方に移動することに対して学習者に抵抗する動きが生じると誤ったintrinsic informationを与えることになるので，学習者自身が骨盤を前方に引き出す運動を行おうとしているかどうかについて注意する．また，骨盤の前方への運動を強めるために反対に指導者が抵抗を加えることで，前方移動を強調することもできる（図14e）．最終的に，反対脚に体重が残らないような運動の仕方を身につけさせるようにする．

ⅱ）体幹の前傾，反張膝

　荷重応答期に下肢の前方回転が停止すると体幹の前傾が生じる．特に下腿の前方回転が停止することにより，反張膝が生じる（図15c）．このような傾向が観察され，かつ教示やフィードバックにより十分に改善しない場合には，指導者が運動を補助する．

2. 歩行再建におけるトレーニングの実際

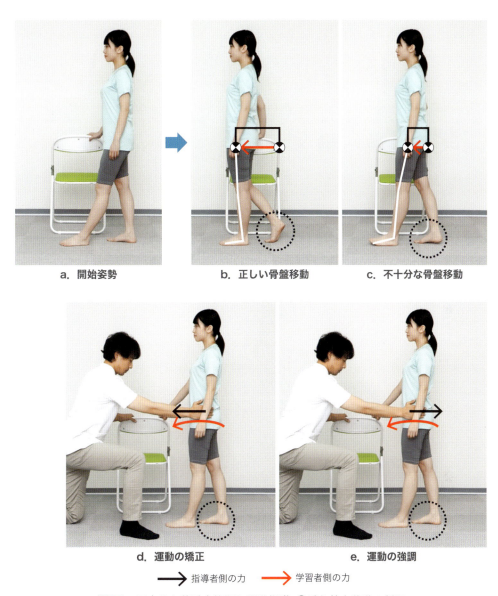

a. 開始姿勢　　　b. 正しい骨盤移動　　　c. 不十分な骨盤移動

d. 運動の矯正　　　e. 運動の強調

→ 指導者側の力　　→ 学習者側の力

図14 不十分な荷重応答期と運動指導-①重心前方移動の制限

　指導者は対象脚への体重移動が開始されると同時に，膝を前方に引き，下腿が前方に回転するように誘導する．この時，下腿を補助して前方回転を促すことにより，体幹が直立位を保つことができるようになっているかについて注意する（**図15d**）．また，下腿の前方への回転を強めるために，体重が移動した最後の瞬間に学習者に膝を前方に突き出させるように指導者が抵抗を加えることにより，前方回転を強調することができる（**図**

167

3-9 歩行再建の戦術論

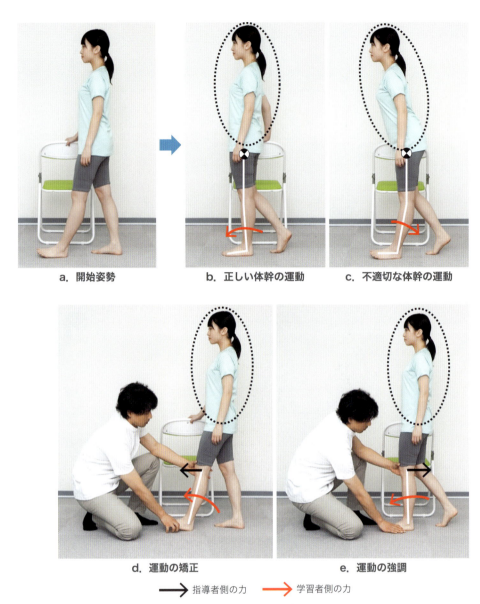

a. 開始姿勢　　b. 正しい体幹の運動　　c. 不適切な体幹の運動

d. 運動の矯正　　e. 運動の強調

→ 指導者側の力　　→ 学習者側の力

図15 不適切な荷重応答期と運動指導—②体幹の前傾，反張膝

15e）．最終的に，移動速度が速くなっても体幹直立位と膝の軽度屈曲が維持できるようにする．

iii）膝の過剰な屈曲

　荷重応答期に下肢の過剰な前方回転が生じる場合，膝関節屈曲位での歩行となる．この場合，特に接地の瞬間から体重が過剰に前足部に載ってしまうことが多い（**図16c, d**）．

2. 歩行再建におけるトレーニングの実際

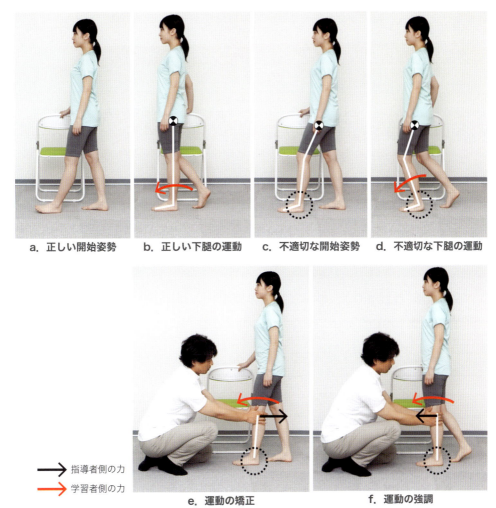

図16　不適切な荷重応答期とその運動指導—③膝の過剰な屈曲

このような傾向が観察され，かつ教示やフィードバックにより十分に改善しない場合にも指導者が運動を補助する必要がある．

　指導者は対象脚への体重移動が開始されると同時に，膝を後方に止めるように抵抗し，膝が伸展位を保つように誘導する（図16e）．この時，対象脚の踵に体重を載るように注意する．また，膝がある程度伸展位を保てるようになってきた場合には，体重が移動した最後の瞬間に学習者の膝を後方から引くことにより膝の伸展を強調することができる（図16f）．下腿の前方回転は急激に起こるため，うまく膝を伸展できない場合には可能なかぎり速度を遅くして，運動について理解させる必要がある．ただし，対象脚の踵に体重を

169

3-9 歩行再建の戦術論

載せてバランスを維持できない場合には，この運動の即時的な改善は難しい．

4）単脚立脚期のステップトレーニング

単脚立脚期の歩行運動の要点は，片脚で立っている状態のまま，重力を利用して身体を前に進めることにある．このためには，十分な体重支持性と股関節を伸展させることによる推進力の形成が求められる（第3章参照）．ステップトレーニングではこの点に着目して，適切な運動を反復させる．

a. 開始姿勢

対象とする下肢を一歩前に出した姿勢を開始姿勢とし，体重は前方に位置する脚（図9では左脚）に載せるようにする．

b. 準備段階（step 0） 単脚立脚期の確認

開始姿勢において体幹が直立位にあることを確認し，膝関節は軽度屈曲位をとらせる（図17）．ここから股関節の伸展運動を意識させながら一歩前に反対脚を踏み出させる．反対脚が離地する瞬間に膝関節を観察し，急激な過伸展や内外反などの運動（伸展スラスト，外反スラスト）が生じていないことを確認する．通常，単脚立脚期の間は一貫して下腿の前方回転が生じ，下肢全体が前方へ円滑に回転する．この動きになんらかの揺らぎが

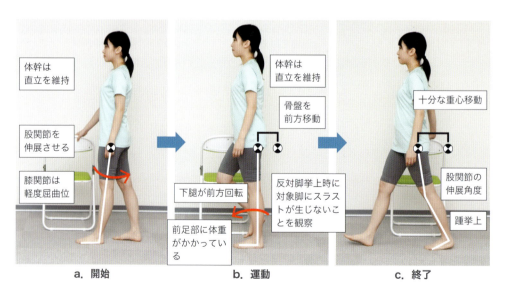

図17 step 0：単脚立脚期の運動の確認

みられないかを観察しておく．最終の姿勢においては股関節が十分伸展した姿勢で反対脚着地が行えていることを確認する．また，十分な下腿筋力を有する場合には，前足部に体重がかかり反対脚の着地前に対象脚の踵が挙上する動きが確認できる．

　単脚立脚期の運動は瞬間的なため，荷重応答期と異なり，ゆっくりと運動させることで動きを確認することは難しい．したがって，単脚立脚期の運動について細かくinternal focusすることは困難である．意識させるべき運動は，単脚立脚期中の運動ではなく終了姿勢としての股関節の伸展角度などに限定すべきであろう．

c. 第一段階（step 1） 単脚立脚期−前遊脚期のステップトレーニング

　準備段階（step 0）において十分に単脚立脚期の運動を確認した後，単脚立脚期から前遊脚期を通したトレーニングを行う（図18）．単脚立脚期に十分な重心移動速度を発生させることができれば，前遊脚期には体重が慣性により反対脚へただちに移動する．この時，対象脚の力を抜くことができれば，自然に膝は屈曲位となる．重要なポイントとしては，単脚立脚期に十分な股関節伸展角度を形成し，着地直後に反対脚に体重を移動すること，また体重移動と同時に対象脚の力を抜くことである．この際，internal focusとしては単脚立脚期の股関節伸展角度，前遊脚期における反対脚の体重移動速度および対象脚の膝の屈曲に注意を向けるようにする．External focusとしては反対脚の踏み出し距離を大きくするように指示をする．

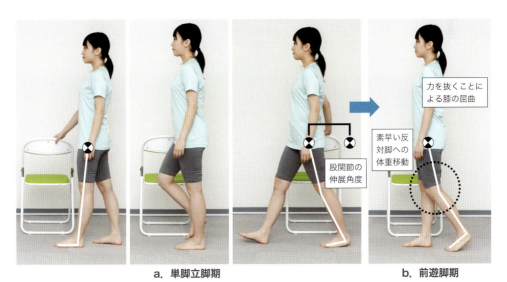

図18 step 1：単脚立脚期−前遊脚期のステップトレーニング

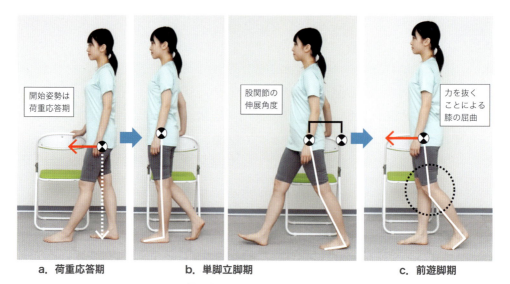

a. 荷重応答期　　b. 単脚立脚期　　c. 前遊脚期

図19　step 2：荷重応答期-前遊脚期のステップトレーニング

d. 第二段階（step 2）荷重応答期-前遊脚期のステップトレーニング

　第二段階は，荷重応答期から前遊脚期にかけての練習を行う（図19）．踏み出す足は一歩であるが，単脚立脚期の前後の荷重応答期と前遊脚期において体重移動を強調して練習する．開始姿勢は荷重応答期の姿勢で，反対脚に体重をかけた姿勢から始める（図9参照）．体重を十分に前方に移動した後，反対脚を一歩前に振り出す．単脚立脚期においては股関節の伸展角度を意識させて，反対脚を着地する．着地後に体重を前方の反対脚に移動して対象脚の力が抜けるところまでを練習する．この練習のキーポイントは，第一段階と同様に単脚立脚期の間にできるだけ股関節を伸展位とすることであり，internal focusでの指導もこの点に重点を置く．また，external focusの指導としては反対脚の踏み出し位置に注目させる．

e. 注意すべき観察点—骨盤の停止

　通常，股関節が十分に伸展すれば，倒立振子が前傾し重力によって加速される．この時，下腿三頭筋は支持性を確保するために前足部荷重を強めることになる．しかし，骨盤の前方移動が不十分な場合，倒立振子が傾斜せず重力による加速が得られない．特に下腿三頭筋の支持性が不十分な場合にこのような問題が生じることになる（図20a〜c）．また，倒立振子が傾斜しなければ，床反力の水平分力が低下し，歩行速度に影響を与えることになる（図20d, e）．このような傾向が観察され，かつ教示やフィードバックにより十

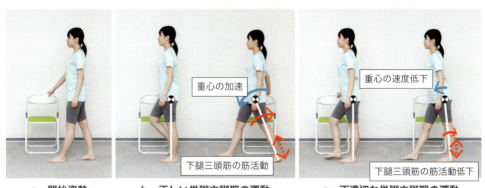

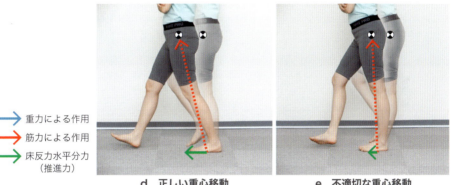

図20 不適切な単脚立脚期の運動（骨盤の停止）

分に改善しない場合には，下腿三頭筋の筋活動を誘導したうえで指導者が運動を補助することにより，intrinsic informationを与える必要がある．

　立位姿勢で下腿三頭筋を働かせる状態を強調してintrinsic informationを与えるために，いくつかの方策がある．たとえば図21のように昇段動作を用いて練習する場合を考えてみる．通常の昇段動作（図21b）では床反力作用点は足部の中央を通るため，下腿三頭筋力の必要性は高くない．しかし，前足部のみを段差にかけて昇段すると昇段時の床反力作用点が前足部を通るため，大きな下腿三頭筋筋力を必要とすることになる（図21c）．これを参考にして，下腿三頭筋を強く働かせた状態のintrinsic informationを与えることができる．

　運動の矯正のためには，まず単脚立脚期の開始姿勢から学習者に股関節を伸展させ，単脚立脚期の後半から指導者が骨盤を前方に引くように誘導する．十分な前方移動が得られ，下腿三頭筋が働けば踵が挙上する（図22a）．また，下腿三頭筋の活動を強めたい時には，前遊脚期の開始姿勢にし，通常のステップとは逆に反対脚を挙上させる．この時，

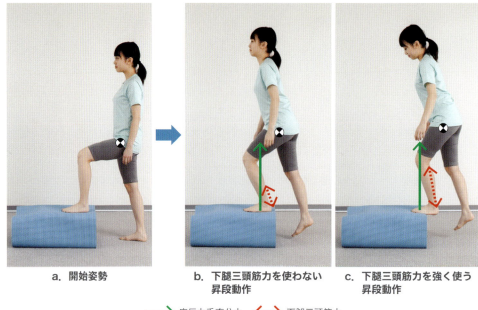

　　a. 開始姿勢　　　　　b. 下腿三頭筋力を使わない　　c. 下腿三頭筋力を強く使う
　　　　　　　　　　　　　　昇段動作　　　　　　　　　　昇段動作

→ 床反力垂直分力　　⇠⇢ 下腿三頭筋力

図21　下腿三頭筋トレーニング

骨盤を後方に移動させることを抵抗を加えて止めれば，床反力作用点が前足部に維持されるので強い下腿三頭筋の活動を促すことができる（図22b）．

また，単脚立脚期に骨盤が停止し，反対脚が接地した前遊脚期に入ってから骨盤の前方移動や股関節の伸展運動が生じることがある．しかし，あくまで股関節の伸展角度は単脚立脚期中に誘導する必要がある．

5）前遊脚期のステップトレーニング

前遊脚期の歩行運動の要点は，反対脚に素早く体重を移動し，同時に遊脚期に備えて振り出しに必要な力を発揮することである．このためには単脚立脚期で蓄えた力を生かすための急激な弛緩と遊脚の推進が求められる（第3章参照）．ステップトレーニングではこの点に着目して，適切な運動を反復させる．

a. 開始姿勢

反対脚を一歩前に出した姿勢をとり，体重は後方に位置する対象脚（図9では左脚）に載せるようにする．

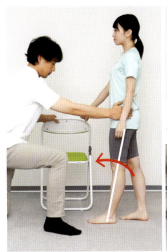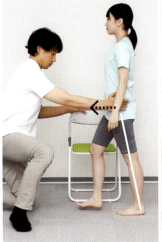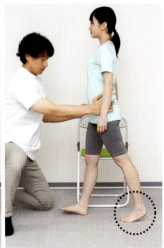

a. 運動の矯正

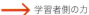 指導者側の力
 学習者側の力
 下腿三頭筋力
→ 床反力垂直分力

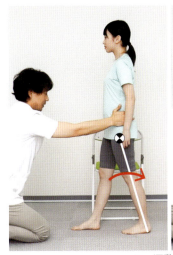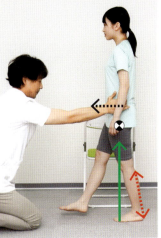

b. 運動の強調

図22　不適切な単脚立脚期に対する運動指導（骨盤の後退）

b. 準備段階（step 0）　前遊脚期の確認

　開始姿勢において，まず体幹が直立位にあることを確認し，股関節，膝関節は伸展位，反対脚は可能な場合には踵のみを接地させるように足先を浮かせる（図23a）．ここから体重を前方の脚に移動させ，対象脚は完全に弛緩する．指導者は①股関節が自然に下垂していること，②膝の力が抜けて屈曲運動が生じていること，③下腿が前方へ回転していることを確認する（図23b）．十分な膝関節の屈曲が生じれば，対象脚自体の重みにより股

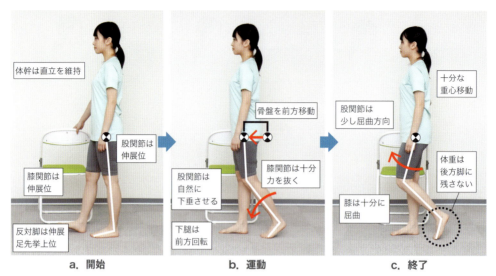

図23 step 0：前遊脚期の運動の確認

関節は最終的に屈曲方向に運動する．体重が前方の反対脚にかかった状態で後方の脚に体重がかかっていない姿勢とする．この際，膝関節は十分な屈曲位となることに注意する（図23c）．

この段階での指導は，internal focusで対象脚の力を抜くことに集中させるようにする．

c．第一段階（step 1）　前遊脚期–遊脚期のステップトレーニング

準備段階（step 0）において十分に前遊脚期の運動を習熟し，膝関節屈曲運動が自然に生じるようになれば前遊脚期から遊脚期を通した一歩前に踏み出すトレーニングを行う（図24）．前遊脚期に対象脚が十分弛緩していれば，遊脚期に入る前に大腿部は前方回転（股関節は屈曲方向）に運動する．遊脚期に膝関節を完全に弛緩しながら股関節を屈曲させることで，膝関節は慣性により屈曲運動が生じる．この時の注意としては，前遊脚期から遊脚期にかけて円滑に股関節を屈曲させることであり，external focusとしては対象脚の踏み出し位置に注意を向けるようフィードバックする．Internal focusとしては前遊脚期の膝関節の力を抜くこと，その状態でも適切に股関節を振り抜けば遊脚期のクリアランスが保たれることに注目させる．

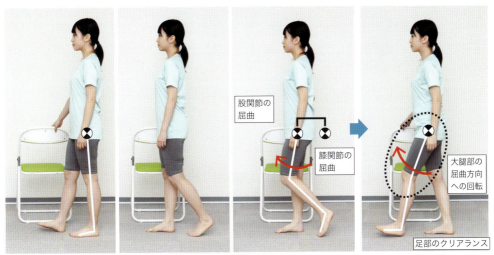

a. 前遊脚期（第二両脚立脚期）　　　　　　　　　　　**b. 遊脚期**

図24　step 1: 前遊脚期–遊脚期のステップトレーニング

d. 第二段階（step 2）
遊脚期–単脚立脚期のステップトレーニング（図25）

　一歩前に踏み出すトレーニングができれば，次に単脚立脚期を含めた二歩分を練習する．この段階の開始姿勢は単脚立脚期の姿勢から始める（図9参照）．まず，反対脚を一歩前に振り出し，十分な股関節伸展位が得られるように骨盤を前方に動かす．着地の瞬間にただちに反対脚への体重の移動と対象脚の弛緩により膝関節の屈曲運動が生じるようにする．その勢いを保って，対象脚をもう一歩踏み出させ，二歩分の運動を反復する．この時のフィードバックもexternal focusとしては反対脚の踏み出す位置に注意させ，internal focusとしては膝関節の力を抜くことによる屈曲を行わせる．

e. 注意すべき観察点—膝関節の伸展（図26）

　前遊脚期の自然な膝関節の屈曲は，この時期の股関節の屈曲運動を生じさせることにもつながる．十分な膝関節の屈曲運動が得られない場合には，股関節においてもこの時期の屈曲運動が生じない．このような傾向が観察され，かつ教示やフィードバックにより十分に改善しない場合には，指導者が運動を補助することによりintrinsic informationを与える必要がある．

　まず指導者は対象脚の膝を保持し，体重が反対脚に移動すると同時に他動的に膝関節を屈曲させるように誘導する．体重が十分移動していなければ，他動的であっても膝関節を

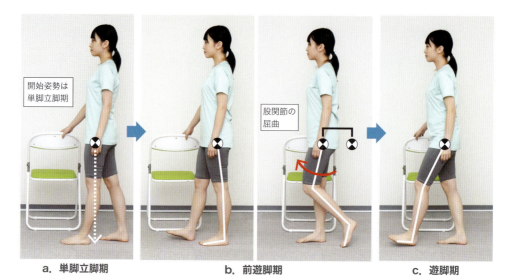

a. 単脚立脚期　　　b. 前遊脚期　　　c. 遊脚期

図25　step 2：単脚立脚期→遊脚期のステップトレーニング

屈曲することはできない．対象脚が抜重された感覚や力を抜くことで膝関節が曲がる感覚をintrinsic informationとして与えるようにする．この運動は筋力を発揮する運動ではなく，あくまで重力や慣性による作用であることを認識させることが重要である．

6）遊脚期のステップトレーニング

遊脚期の歩行運動の要点は，対象脚の屈曲によるクリアランスの確保と次の着地の準備である．このためには初期の股関節屈曲速度と終期にその減速が求められる（第3章参照）．ステップトレーニングではこの点に着目して，適切な運動を反復させる．

a. 開始姿勢

反対脚を一歩前に出し，体重を反対脚（図9では右脚）に載せた姿勢を開始姿勢とする．

b. 準備段階（step 0）　遊脚期の確認（図27）

開始姿勢において，まず体幹が直立位にあることを確認し，膝関節は力を抜いて屈曲させる．ここから股関節を屈曲させ，一歩前に対象脚を踏み出させる．この時に余分な力が入らないよう足関節については意識しないようにさせる．対象脚が離地する瞬間に，足部のクリアランスが十分保たれるようにする．もし，足先が床に当たってしまう時には，足部を持ち上げるのではなく股関節の屈曲速度を速くすることで膝関節の屈曲が増加するよ

2. 歩行再建におけるトレーニングの実際

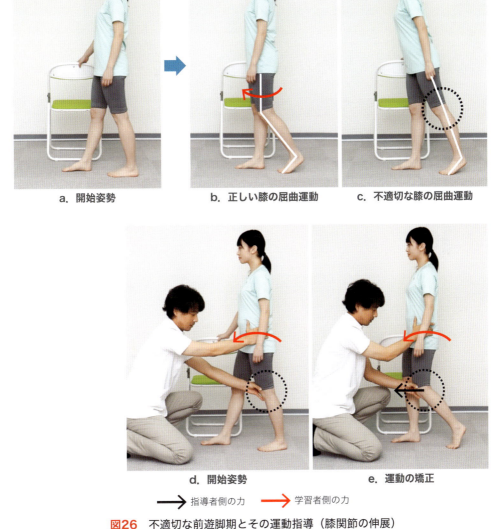

図26 不適切な前遊脚期とその運動指導（膝関節の伸展）

うに意識させる．

　十分な股関節屈曲速度が得られている状態で，遊脚終期に急激に股関節を伸展させ，その慣性力により膝関節を伸展させる．膝関節の伸展運動は本人の力で膝を伸ばすことにより生じるのではなく，あくまで股関節伸展運動に付随した動きであることを認識させる．

　遊脚期の運動は瞬間的であり，前遊脚期と異なり，しっかり膝が弛緩した状態を準備で

179

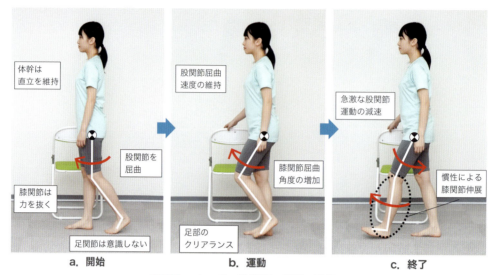

図27 step 0：遊脚期の運動の確認

きるわけではない．しかし，遊脚期の運動には膝の弛緩を前提とした十分な股関節屈曲速度が必要である．したがって，遊脚期の練習に入る前に前遊脚期の運動に習熟する必要がある．

c. 第一段階（step 1）
遊脚期-荷重応答期のステップトレーニング

準備段階（step 0）において十分に遊脚期の運動を確認した後，遊脚期から荷重応答期を通したトレーニングを行う（図28）．遊脚期に十分な股関節伸展運動による膝関節伸展位が得られれば，荷重応答期には膝関節が伸展したまま荷重され，適切な立脚期の姿勢をつくることができる．接地直前の時点での対象脚の膝関節の位置と足関節の位置を確認し，十分な股関節の減速および膝関節の伸展が行えていれば，膝関節より前に足関節が位置することになる．これを観察点としてフィードバックし，internal focusとしては股関節の減速に注意させ，external focusとしては対象脚の踏み出し距離に着目させる．

d. 第二段階（step 2）
前遊脚期-荷重応答期のステップトレーニング

第二段階としては，前遊脚期から荷重応答期にかけての練習を行う（図29）．踏み出す足は一歩であるが，遊脚期の前後の前遊脚期と荷重応答期における体重移動を強調して練

2. 歩行再建におけるトレーニングの実際

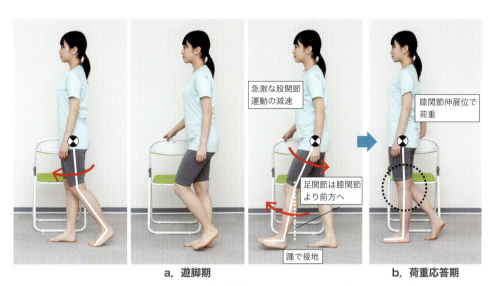

a. 遊脚期　　　　　　　　　　　　　　　　　　　　b. 荷重応答期

図28 step 1：遊脚期−荷重応答期の運動のステップトレーニング

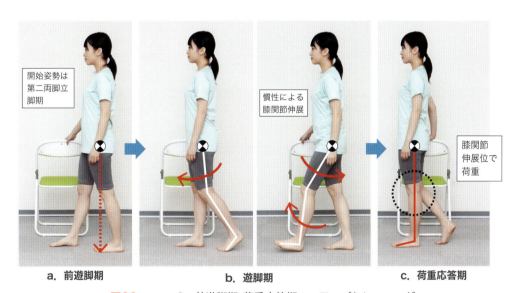

a. 前遊脚期　　　　　b. 遊脚期　　　　　c. 荷重応答期

図29 step 2：前遊脚期−荷重応答期のステップトレーニング

習する．開始姿勢は前遊脚期の姿勢で，対象脚に体重をかけた姿勢から始める（図9参照）．体重移動をした後，対象脚の力を抜いて一歩前に振り出す．遊脚期においては股関節の屈曲速度を意識させて，対側脚を着地する．着地後に膝関節を伸展位に保ったまま荷重し，対象脚に完全に体重を載せるところまでを反復して練習する．この練習のキーポイントは，第一段階と同様に遊脚終期の股関節屈曲を減速させることによる膝関節伸展運動

3-9 歩行再建の戦術論

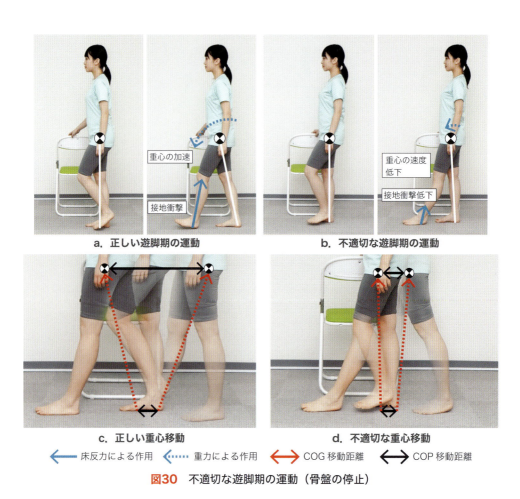

図30 不適切な遊脚期の運動（骨盤の停止）

であり，internal focusでの指導もこの点に重点を置く．また，external focusの指導を行う場合には対象脚の踏み出し位置に注目させる．

e. 注意すべき観察点—着地時の膝の伸展角度

　遊脚期の運動を練習する際，重心移動が接地直後の対象脚に加わる衝撃に影響することに注意すべきである．通常，反対脚の立脚時に十分な重心の前方移動が生じれば，倒立振子は前傾し重力により加速される．そのようにして十分に加速されれば，接地直後の対象脚に生じる衝撃は大きくなる．しかし，もし重心の前方移動が不十分であれば，接地したとしても対象脚に生じる衝撃は小さくなる（図30a, b）．このような運動の特徴はCOG移動距離が小さいことである（図30c, d）．したがって，対象脚の指導を行う際にも反対脚の立脚中の重心移動に注意する必要がある．

2. 歩行再建におけるトレーニングの実際

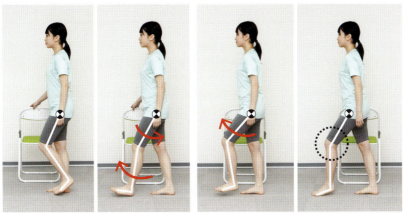

a. 正しい膝関節伸展運動　　　　　　b. 不適切な膝伸展運動

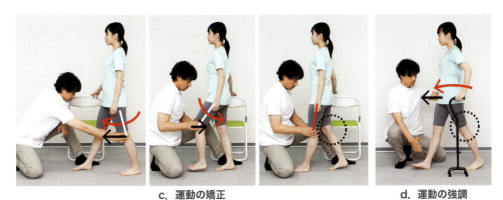

c. 運動の矯正　　　　　　　　　　　　　　　　　d. 運動の強調

→ 指導者側の力　　→ 学習者側の力

図31　不適切な遊脚期の運動とその運動指導（着地時の膝の伸展角度）

　以上の前提を踏まえたうえで，対象脚の運動に着目してみると，正しい膝関節伸展運動は股関節を伸展し，股関節屈曲速度を減少させることにより慣性力によって伸展する（図31a, b）．運動の矯正のためには，前遊脚期の開始姿勢から股関節の屈曲を補助し十分な股関節屈曲速度で動かした後，股関節の運動を急停止させることにより膝関節伸展を誘導する．この時，膝が伸展する運動の感覚を体験させることを目標とする（図31c, d）．もし，学習者が着地衝撃を対象脚で吸収する自信がなかったとしたら，着地の瞬間の反対脚は対象脚をゆっくり床面に降ろそうとするために膝関節屈曲位となる．反対脚が適切な倒立振子を形成できた場合には，通常は膝関節伸展位となる．仮に反対脚の膝関節が屈曲してしまう場合には，踏み出し位置を指示して着地させる時の骨盤を前方に誘導するようにして反復する．

▶文　献

1) Cirstea MC, et al : Improvement of arm movement patterns and endpoint control depends on type of feedback during practice in stroke survivors. *Neurorehabil Neural Repair* **21** : 398-411, 2007
2) Wächter T, et al : Differential effect of reward and punishment on procedural learning. *J Neurosci* **29** : 436-443, 2009
3) Abe M, et al : Reward improves long-term retention of a motor memory through induction of offline memory gains. *Curr Biol* **21** : 557-562, 2011

第Ⅲ部　歩行の再建

10 歩行再建のためのリハビリテーションロボット

1. 歩行補助具による歩行再建

1）介入戦略のトリレンマ—強度，頻度および精度の関係

　ここまで介入戦略の基礎的事項について確認してきた．しかし，実際の例を考えると，どうしても目標課題に矛盾が生じることがある．たとえば，トレーニングの強度と頻度の関係を例にとってみよう（図1）．歩行再建を促すためにはHIIT（高強度インターバルトレーニング）のような高強度トレーニング戦略やBWSTT（体重免荷式トレッドミルトレーニング）のような高頻度トレーニング戦略が用いられる（第8章）．しかし，高頻度に長時間の運動を行わせることに主眼を置けば，そのトレーニング内容は低強度にならざるをえない．反対に高強度を目指そうとすれば，長時間の運動は難しくなる．つまり，いずれか一方を選べば，他方の改善に不利になるというジレンマの関係にあることがわかる．
　一方で，歩行運動に関して考えると頻度や強度の高い運動とは，運動速度が速い運動にほかならない．運動速度と運動精度はフィッツの法則により，トレードオフの関係にある

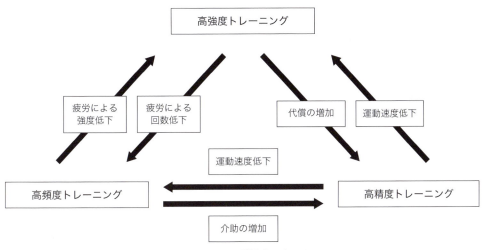

図1　トレーニング戦略のトリレンマ

ことから，頻度や強度を高めると精度は低下する可能性が高い．

つまり，運動に関して強度と頻度および精度はトリレンマ（三すくみ構造）となっていることになる（図1）．強度を高めると頻度が低下し，頻度を高めると強度が低下する．さらにいずれを高めた場合にも運動の正確性は失われ，学習させたい運動の課題特異的な特徴が失われることになる．運動を正確に行うためには運動速度を低下させる必要があるため，強度も頻度も失われる．このようなトリレンマ構造は望まれるトレーニング効果を歪めるため，介入戦略の立案を難しくする．

2）トリレンマ問題と歩行パターン改善の考え方

介入戦略がトリレンマに陥った場合，一般的に行われるトレーニング介入ではすべての問題を同時に解決することはできない．対象者の歩行運動のパターンを改善したいと考えたとしても筋力低下や易疲労性が運動の精度に対する再学習を不十分にする．ここで「ようやく立位保持が可能なレベル」の患者に対して，歩行課題を考える場面を例にあげてみよう（図2）．この患者に対して平行棒外で歩行させることを選択する場合，運動の強度は増加するが精度が下がるため，代償的な姿勢で運動を反復することになる（図2a）．したがって，運動学習に伴い代償的な歩行パターンを獲得する方向に向かうだろう．

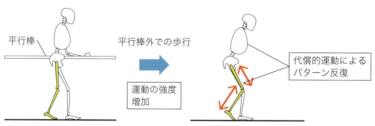

a．代償的歩行パターンの形成

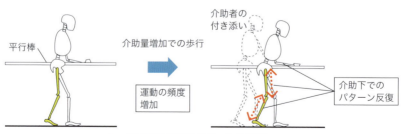

b．介助下での歩行パターンの形成

図2　トレーニング戦略と歩行パターンの変化

一方，平行棒内で介助者が介助量を増加させた場合，運動の頻度は増加するが，介助された状況下での低強度の運動を反復することになる（図2b）．したがって，運動学習としてはいかに介助されやすく歩行するかを学習する結果となるだろう．

　このトリレンマをどのようにして解決すべきであろうか．解決方法の1つは目標に優先順位を設定することだと考えられる．たとえば，はじめに十分な頻度の運動で練習に耐えられる体力をつけ，次に強度を高めて日常生活に耐えうる歩行能力を確保する．そして，最後に歩行パターンの再学習に取り組むといった方策である（図3）．頻度や強度を改善する時期においては，詳細な歩行パターンの指導は行わずに歩行パフォーマンスの改善を重視し，学習に必要な反復が行える状態になれば運動の矯正に主眼を置く．以上のような目標の適正な順序設定は疾患や問題点によって変化するが，トリレンマの構造に陥っ

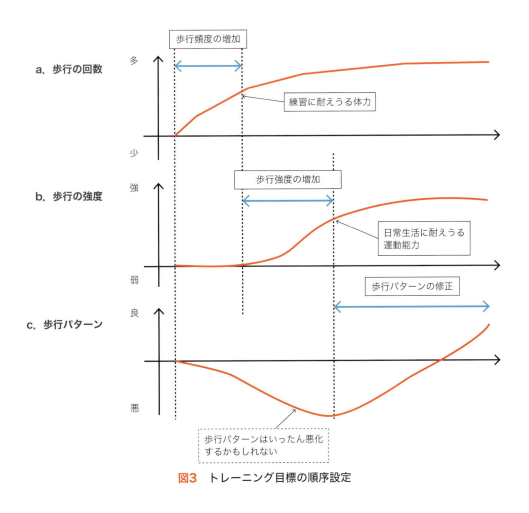

図3　トレーニング目標の順序設定

た歩行介入戦略を改善するために現実的な対応であるといえるだろう．

3）歩行パターン改善のための歩行補助具の利用

　脳卒中後片麻痺患者のような中枢神経疾患患者においては，運動障害により変容した歩行パターンが繰り返されることにより，悪化した歩行パターンが学習されやすくなることがある．歩行パターンの悪化は，結果的に歩行パフォーマンスの改善を妨げる因子となる．したがって，より適切に正しい歩行パターンを再学習させるうえで，運動の正確性を維持しながら，頻度や強度の増加を促す必要がある．

　そこで重要になってくるのが，歩行補助具を有効に利用する方法である．一般に杖や装具のような歩行補助具により，歩行に関連する能力を代償することで歩行能力を高めることができる．例をあげると，脳卒中後片麻痺者に対して，足関節の運動を補助する短下肢装具を使用することで歩行時の麻痺側下肢への荷重量を改善し，歩行速度や歩幅を増加させる効果があることが知られている[1]．このことは装具の使用がトレーニングの強度を高めることを意味している．同時に，装具の使用は日常生活の歩行量を増加させ，トレーニングの頻度を増加させることにつながるだろう．さらに装具を使用することで，歩行パターンは適正化される可能性が高い（図4）．つまり，適切な短下肢装具の装着はトレーニングのトリレンマを同時に解決する手段となる．

　具体的に，脳卒中後片麻痺者の初期の歩行練習に多く用いられる長下肢装具について考

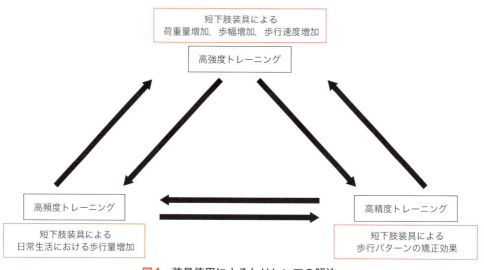

図4 装具使用によるトリレンマの解決

1. 歩行補助具による歩行再建

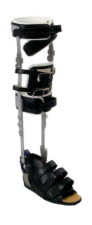

a. 長下肢装具

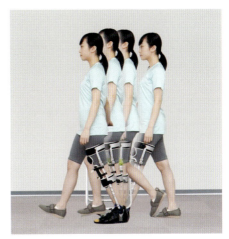

b. 長下肢装具による単脚立脚期の補助

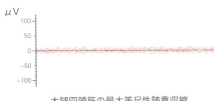

大腿四頭筋の最大等尺性随意収縮

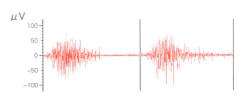

長下肢装具歩行時の大腿四頭筋筋活動

c. 脳卒中後片麻痺者における最大随意収縮と長下肢装具歩行での筋活動

図5　長下肢装具(knee-ankle-foot orthosis)

えてみたい（図5）．長下肢装具は，下肢筋力低下により荷重位で膝関節伸展位を保つことができない患者に用いられ，膝関節を固定することにより，単脚立脚期を補助した歩行を行わせることができる．さらに，単に膝関節を固定するだけでなく，介助下での長下肢装具の使用により随意的に筋収縮を起こせない重度の患者であったとしても，歩行時の反復した筋活動が観察される（図5c）．これは歩行時の筋活動が脳からの直接的な指令（皮質脊髄路）による制御だけでなく，脊髄パターン発生器によって生じるからである．つまり，随意収縮が難しい重度の障害をもつ対象者に対して，長下肢装具による歩行トレーニングは介助下で行える高強度・高頻度運動といえる．

　図6では，長下肢装具の有無による筋活動の波形を示している．長下肢装具を使わなかった時は膝関節伸展に働く大腿直筋の活動が初期接地より遅れ，膝関節が屈曲位になってから活動している．これに対して長下肢装具を用いることにより，初期接地の瞬間や立脚後期における筋活動の時期が通常歩行と同じタイミングで得られていることがわかる（図

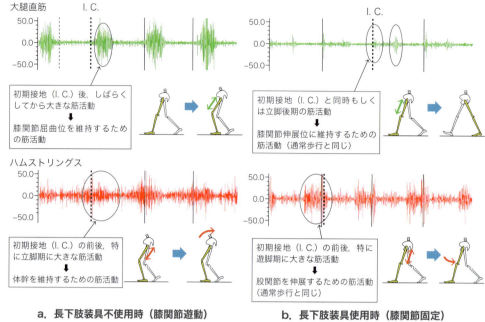

図6 介助歩行下での長下肢装具による歩行パターンの変化

6b).ハムストリングスについては，長下肢装具なしでは主に立脚期に筋活動が生じており，体幹の前傾を維持するために活動が生じている．一方，長下肢装具を用いると主に遊脚期に生じる筋活動が増加しており，通常歩行の活動パターンに近づいているといえる．つまり，長下肢装具の使用が強度や頻度の問題を解決するだけでなく，歩行パターンを適正化させ，高精度の運動を行わせることにつながる．

また，第6章で指摘したような杖の使用により下腿三頭筋活動が増える現象も，強度，頻度，精度を同時に高める方法といえ，歩行補助具を適切に使用することはトリレンマの重要な解決策だと考える．

4）歩行パターン改善のための歩行補助具の選択

単に歩行補助具を使用するというだけでなく，歩行補助具を適切に選択することもトレーニングの効果を高める重要な要素である．図7はわれわれが行った油圧制動機構付短下肢装具（GAIT SOLUTION）を使用した時の脳卒中後片麻痺者における歩行時の足関節運動および関連する筋活動の変化の研究結果を示している[2]．足関節底屈を固定する方式の短下肢装具を使った場合には，着地直後の両脚立脚期から足関節は背屈方向に運動し，

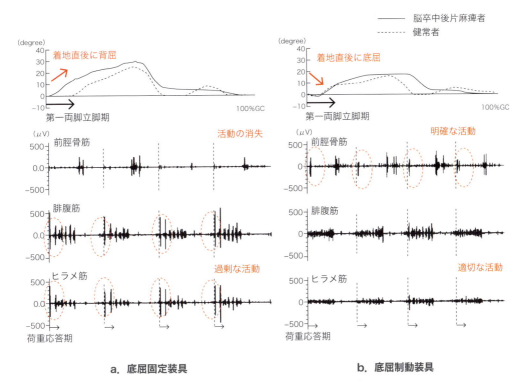

図7 油圧制動機構付短下肢（GAIT SOLUTION）と底屈固定装具の違い・1 [ohata, et al, 2011より引用[2]]
→は荷重応答期を示す

立脚期の最大背屈角度が大きくなっている．この時，大きな背屈運動を止めようと過剰な下腿三頭筋の運動が生じている（図7a）．そのうえで，足関節背屈と同時に下腿が前方に引き出され膝関節屈曲位での歩行となる（図8a）．このような歩容では倒立振子の位置エネルギーを増加させることができず，歩行効率が低下した歩行パターンを反復することになる．一方，油圧制動機構付短下肢装具を用いた場合，着地直後の荷重応答期において足関節が底屈方向に運動する．それに伴い筋活動は前脛骨筋が明確に活動し，下腿三頭筋の過剰な活動はみられなくなる（図7b）．その結果，健常者に近いパターンに変化する（図8b）．以上から，装具を適切に選択することは，より高い効果を生じさせるための重要な方略だと考える．

5）装着効果と治療効果

トリレンマ構造を変化させるために歩行補助具は非常に有用であるが，補助具のない状態での歩行が変化しないのであれば，歩行再建とはいえないのではないだろうか．そこ

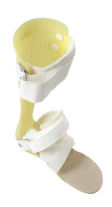
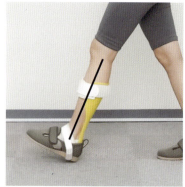
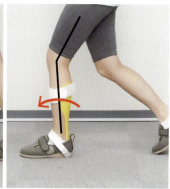

a. 底屈固定装具

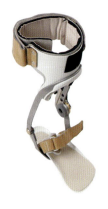
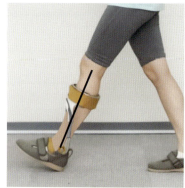
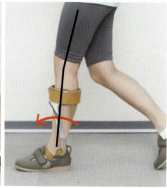

b. 底屈制動装具

図8 油圧制動機構付短下肢（GAIT SOLUTION）と底屈固定装具の違い・2

で，歩行再建に求められる歩行補助具の特徴について考えてみたい．一般的な歩行補助具の役割は，歩行機能を補完し移動能力を高めることにある．一方，歩行再建に効果を発揮する歩行補助具には，装着した時の歩行を改善するだけでなく，外した後に機能が高まっていることが求められる．たとえば，眼鏡は視力を補完する役割があるが，眼鏡を外した後の視力を高めるような効果はない．歩行再建を目的にした歩行補助具とは，言い換えれば，外した後で視力が改善する眼鏡のようなものであろう．

しかし，そのような道具があるのだろうか．仮にあるとしたら，それはどのようなメカニズムによるのだろうか．これを考えるために，歩行機能改善に有効とされる機能的電気刺激（functional electrical stimulation：FES）[3]を例にあげてみたい．FESは，特に前脛骨筋の筋力低下により下垂足を呈するような患者に対して，前脛骨筋を電気刺激によって収縮させ歩行を補助する技術である（**図9**）．FESの考え方自体は古くから知られているが，近年，使用中の運動改善効果（orthotic effect，装着効果）のみでなく，長期的な使

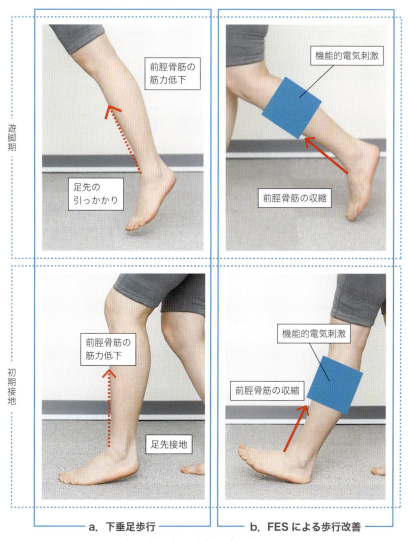

図9 機能的電気刺激(FES)に対する下垂足

用により運動機能改善効果（therapeutic effect，治療効果）が生じるとされ[4]，再び注目されるようになった．これまでに歩行速度の増加，歩行距離の増加，歩行エネルギーコスト，筋力や関節可動域などの歩行に関連する能力の改善が報告されている．しかし，一方で長期使用前後の歩行能力の変化はFES特有の現象ではなく短下肢装具でも認められ，さらに両者の効果に差は認められないともされている[4,5]．おそらく，FES，短下肢装具ともに装着効果としての歩行能力の改善が，運動頻度の増加につながり，結果として治療効果を生み出していると予想される．

3-10 歩行再建のためのリハビリテーションロボット

したがって，装着効果を治療効果に発展させるために必要なことは，運動能力を改善した状態で高頻度に歩行させることにあると考えられる．自力では十分な運動が行えない状態にあったとしても，なんらかの補助により改善したい運動を高頻度に反復できれば，運動学習が促される可能性が高いと考える．

2．ロボットアシスト歩行トレーニング

1）リハビリテーションロボットの枠組み

近年では，最適な運動を高頻度に反復することが重要だという理解に基づき，歩行再建のための次世代技術としてロボットを利用したトレーニングが注目されている．先端的技術を利用した運動機能改善の試みについては，脳機能改善のために脳に直接的な刺激を与える経頭蓋磁気刺激（transcranial magnetic stimulation：TMS），経頭蓋直流電気刺激（transcranial direct-current stimulation：tDCS）などのいわゆるニューロリハビリテーション，brain machine interface（BMI）を利用したトレーニング，さらには仮想現実（virtual reality）を利用したリハビリテーションなど，数多くの取り組みがなされている．歩行再建に対するロボット技術の利用もその1つである．そもそもロボットとは，なんらかのセンシングを行って制御し出力を操作する装置全般を指す．一言でロボットを利用するといっても，その目的や用途は一様ではない．このため，まず歩行再建に対してロボットがどのように役立つかについて概略をまとめておきたい．

リハビリテーションに用いられるロボットには，大きく分けて2つの種類がある（図10）．1つは自立支援ロボットであり，障害された運動技能を補助することを目的に開発されたロボットである．脊髄損傷患者に対する歩行補助ロボットなどがこれに相当し，機器の性能としては装着効果が重要となる．一方，運動技能の一部を補助することで運動経験を反復させ，使用者本人の能力を高める目的で開発されたロボットはリハビリテーションロボットと呼ばれる．このようなロボットを使用したトレーニング方法をロボットアシスト歩行トレーニング（robot assist gait training：RAGT）と呼ぶ．自立支援ロボットとは異なり，リハビリテーションロボットは治療効果を目標とする．

自立支援ロボットは，使用者の装着効果とともに操作性や安全性が求められる．使用者の運動障害を軽減し，さらに日常生活に溶け込めるようにデザインされることが必要となる．これに対して，リハビリテーションロボットは治療効果が求められ，障害された運動の再学習を促すことが求められる．具体的にICFに則って考えるとわかりやすいかもしれ

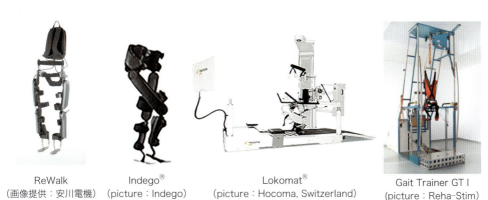

a. 自立支援ロボット　　　　　　　　　b. リハビリテーションロボット

図10 歩行再建を目的としたリハビリテーションロボットと自立支援ロボット

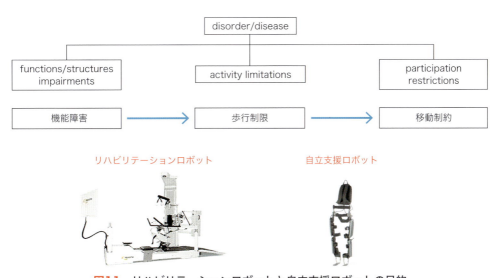

図11 リハビリテーションロボットと自立支援ロボットの目的

ない（図11）．自立支援ロボットは「移動する」という行動の制約を改善することが目的であり，リハビリテーションロボットは「歩行する」に生じた運動制限の改善を目的としている．自立支援ロボットであれば本人が行う運動自体を変化させる必要はないが，リハビリテーションロボットでは本人の運動自体を変化させるために使用する．したがって，両者の技術目標が異なり，厳密にはそれぞれの開発においては区別して考える必要がある．

2）リハビリテーションロボットの種類

本書の主題が歩行再建であるため，特にリハビリテーションロボットを詳しくみてみたい．歩行の再学習を支援するリハビリテーションロボットにはいくつかの分類がある．最も多く用いられるのは制御方法の違いによる分類で，下肢の各関節を制御する外骨格型（exoskeleton type）とペダルなどを用いて制御するエンドエフェクター型（end-effector type）に分かれる．外骨格型は主に膝関節，股関節の動き，エンドエフェクター型は足部の軌跡をそれぞれ歩行周期に合わせて制御する（図12）．また，ほかにも装置が定めた動きを対象者に行わせる装置追従型（device-in-charge robotic support）と対象者の運動を強めるように働く対象者追従型（patient-in-charge robotic support）に分けることもできる[6]．現在のリハビリテーションロボットは多くの場合，トレッドミルとBWSTTが併用されることが多く，装着型（wearable device）であったとしても，体重支持型の歩行器が併用される．

3）ロボットアシスト歩行トレーニングの理論的背景

RAGTの利点は，セラピストの負担なく高頻度に運動を繰り返させることにある．しかも単に練習回数を増やすだけではなく，通常の歩行トレーニングでは困難な「適切な運動」を行う回数を増加させることができる．ここでいう「適切な運動」とは，歩行再建の目標となる理想的な歩行のことを意味し，その反復によりReinkensmeyerの感覚運動モデルに従って運動を定着させることを目指す．図13の左側のように，異常運動出力の結果としての異常歩容で歩いたことにより，曲がった膝で荷重する時のような（正常歩行で

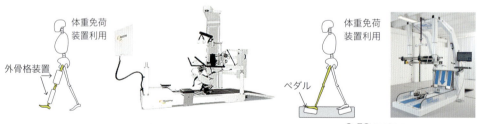

a. 外骨格型（exoskeleton type）
Lokomat®（picture : Hocoma, Switzerland）

b. エンドエフェクター型（end-effector type）
G-EO system（picture : Reha Technology AG, Switzerland）

図12　リハビリテーションロボットの種類

は起こらない）異常感覚入力が惹起される．それが繰り返されると，黒矢印で示したループが増強され結びつきを強める．つまり，異常歩行パターンとしての内部モデルを形成することにつながる．これに対して，ロボットを使用すると適切なアシストが加わり，歩行パターンが正常化する．もちろんこの時の運動出力は正常ではない．しかし，少なくとも正しい歩行を行った時に近い感覚が惹起されることになる．これが繰り返されると赤矢印で示したループが反復され，正常感覚入力に伴う内部モデル，特に順モデルが形成されることになると予想する．このため，ロボットを外した後も新たな感覚入力の順モデルに基づいて，正常歩行に近い運動計画と逆モデルが形成されると考えられる．以上のことは，ロボットリハビリテーションが運動の内部モデルを適切に変化させることができる可能性を示している．

　実際に上肢運動のトレーニング用のロボットにおいて，この理論を裏づける結果が得られている．回復期の脳卒中後片麻痺者を対象として，上肢トレーニングロボットの効果を検討した報告[7]では，上肢トレーニング効果がロボットを用いた場合のほうが大きかったとしている．特にこの時のfMRIにおける脳活動の変化を観察すると，トレーニングを行った運動に限局した脳活動の変化がみられたとしている．つまり，ロボットによる反復経験は，脳活動の特異的パターン変化に影響していると考えられる．実際に多くの研究において上肢に対するロボットの効果は肯定的であり，集中的なリハビリテーションと同様

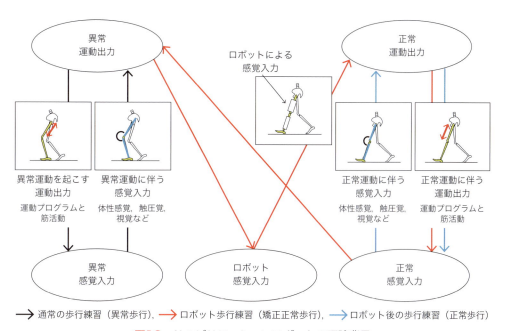

図13 リハビリテーションロボットの理論背景

な効果を示すとされている[8]．

4）ロボットアシスト歩行トレーニングの効果と問題

しかし，上肢ロボットと同様な効果がRAGTにおいても認められるのであろうか．実際にRAGTを用いることで，セラピストの努力なしに高頻度のトレーニングを行えるため，たとえば，脳卒中発症3カ月までに歩行ができない者を対象とした場合，歩行再獲得できる効果は高いとされている[9, 10]．しかし，歩行速度の改善効果をみてみると，セラピストがアシストを行った効果と比較して限定的であることが知られている[11, 12]．事実，RAGTの効果についてまとめた研究において，脳卒中後片麻痺者や頭部外傷，脊髄損傷などに対する効果は明確でないとされる[13, 14]．

この理由について，前述のトリレンマを踏まえて考えてみたい（図14）．運動の強度においては，歩行速度やストライドなどはコントロールが可能であり，RAGTとセラピストによる補助の間に違いがないと考えられる．現時点のロボットの性能では，セラピストのほうが対象者の運動に応じた柔軟な対応が可能かもしれないが，本質的には明確に違いが出るとは考えにくい．一方で，運動の頻度についてはセラピストの体力的限界が存在するため，RAGTのほうがより高頻度の運動を提供できる可能性がある．特に，RAGTによって繰り返される運動は対称的で正常運動に近いことからも，RAGTのほうがトレーニングに適しているようにみえる．最も重要な違いは運動の精度にある．RAGTではロボットの構造に応じて誘導できる運動が決まっており，可動性をもたない部分では運動を誘導できない．たとえば，ロボットの構造においてジョイントのない体幹の骨盤の部分では忠実に運動を再現することは難しい．したがって，脚の部分はどれだけ正常歩行に近くても，全体としては歩行パターンの異なる運動を反復していることになってしまう．また，RAGTにおいて生じる歩行中の下肢の運動学的な軌跡は一定であり，運動学習に必要な試行錯誤を伴う誤差学習を行うことができない．このような運動学習に対する不利がRAGTの効果の制限に影響することが指摘されている[12]．

5）リハビリテーションロボットのAaNパラダイム

前述のとおり，RAGTの効果を高めるためには運動の精度に対する考え方が重要になるだろう．それではどういった工夫が運動の精度を高めるうえで必要だろうか？ それを考えるために制御方法の分類によるRAGTの効果の違いが参考になる．歩行不可の患者に対する歩行再獲得の確率の向上はRAGTの代表的効果の1つであるが，その効果はエンドエフェクター型のほうが外骨格型より高いとされている[15]．この理由としては，エンドエ

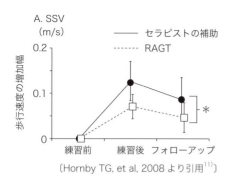
〔Hornby TG, et al, 2008 より引用[11]〕

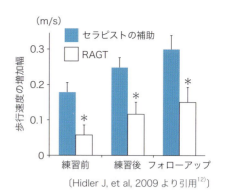
〔Hidler J, et al, 2009 より引用[12]〕

| 運動の強度 | RAGT ＝ セラピストによる補助 |

強度（歩行速度や歩幅）はコントロールが可能
＊ただしセラピストのほうが強度に対して柔軟な対応が可能

| 運動の頻度 | RAGT ＞ セラピストによる補助 |

セラピストの補助はセラピストの体力的限界が存在

| 運動の精度 | RAGT ＜ セラピストによる補助 |

RAGTでは運動（特に体幹，骨盤）を物理的に制限する要素が多い．
RAGTでは均一な運動の繰り返しのため，運動学習に重要な運動の誤差が生じない

図14 リハビリテーションロボットの欠点
RAGT：ロボットアシスト歩行トレーニング

フェクター型のほうが運動の自由度が高いことが影響していると考えられている．外骨格型は下肢のすべての関節における運動が決められてしまうが，エンドエフェクター型は足部のみを制御対象としているため，膝や股関節の動きには自由度が存在する．したがって，試行錯誤学習の余地があり，このことが効果を高めた原因ではないかと考えられる．

このような観点からリハビリテーションロボットの効果に影響する重要なパラダイムとして，assist as needed（AaN）が知られている[16]．AaNとは，特に装置追従型のリハビリテーションロボットにおいて重要とされる概念であり，制御プログラムによる誘導が均一に行われるとしたら，運動学習に必要不可欠な運動誤差やそれに伴う神経筋制御が失われてしまうという考え方から提唱された概念である．

AaNを検討した研究として，Caiら[16]の動物実験は非常に興味深い（図15）．この実験は脊髄を切断した脊髄損傷マウスを作成し，ロボットトレーニング方策の違いによる変化を観察したものである．脊髄損傷マウスでは受傷後の一定期間，移動時の足部軌跡が乱れることが知られている（図15a）．この運動の乱れに対して，制御の異なる三種類のロボ

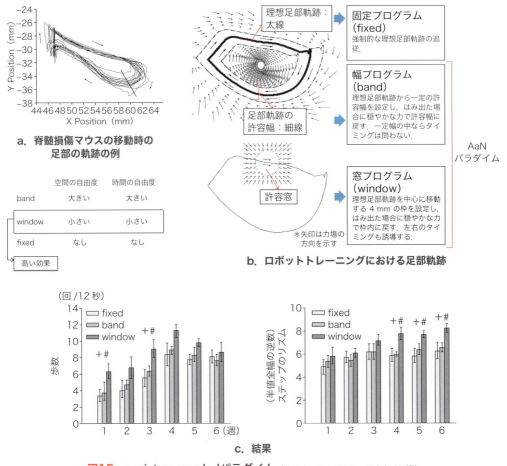

図15 assist as neededパラダイム（Cai LL, et al, 2006より改変引用[16]）

ットトレーニングを行い，その経過を観察した．1つ目のトレーニングの制御方略は，理想的な足部軌跡になるようロボットが厳密に下肢の動きを制御するプログラム（固定プログラム：fixed）であり，強制的に定められた足部軌跡を追従するロボットトレーニングとした．2つ目は理想的な足部軌跡をもとに一定の幅を許容範囲として，そこからはみ出た場合にのみ力場を与えて穏やかに矯正を行うようにするプログラム（幅プログラム：band）とした．3つ目は理想足部軌跡を中心とした円上の許容範囲を設けたプログラム（窓プログラム：window）であり，その枠をはみ出た場合にbandと同様に矯正を行うように定められた（図15b）．幅プログラムと窓プログラムは共にAaNパラダイムに属しており，固定プログラムに比べて一定の自由度をもつ．しかし，その内容は互いに異なり，幅プログラムが空間的な強制のみであるのに対して，窓プログラムは対側肢との協調的な

運動（inter-limbs coordination）を行わせるような時間的な強制も行う．結果的に，特に窓プログラムにおいて歩数やステップのリズムなどの高い改善が得られたとしている（図15c）．

この研究からわかることは以下の2点である．1つは，ロボットが動きを誘導する時に厳密に対象者の運動を拘束してしまう固定プログラムのような制御では学習効果が少ないこと，また2つ目として単に運動に幅をもたせるだけではなく，inter-limbs coordinationのような必要な要素については誘導が行える制御でないといけないことである．つまり，ロボットによる補助は自由すぎても拘束しすぎてもいけないといえる．したがって，AaNパラダイムにおける効果的なロボットとは，運動の自由度の増加と運動拘束による矯正を同時に実現できる機能を有するものと考えられる．

一方，対象者追従型のRAGTは，装置追従型に比べて運動の自由度が大きくなる．では，対象者追従型のほうが高い効果を示すかといえば，現時点では明確な効果の違いは認められていない[6]．おそらく装置追従型の固定された制御では運動の自由度が，反対に対象者追従型の自由度の高い制御では運動の拘束が，それぞれ求められるのではないかと考えられる．この矛盾した目標をどのように改善するかが今後の課題である．

6）外骨格型装置と運動拘束のあり方

歩行再獲得を目標にした場合にはエンドエフェクター型のほうが高い効果を示すとされる．では，拘束が大きい外骨格型は推奨されないのだろうか．たしかに歩行再獲得を目標にした場合の効果は劣るが，現時点でも外骨格型には外骨格型の利点があると考えられている．外骨格型の最も特徴的な利点は，筋活動を含めて歩行パターンを変化させることができるところにある[17,18]．異常な歩行パターンを正常な歩行パターンに変化させるには，問題が生じている関節の運動に直接影響を与えることができる外骨格型が最適である．しかし，前述のとおりAaNパラダイムでは装置による強制的な運動の誘導が学習効果を制限すると予想されている．ロボットの使用中には強制された動きが生じたとしても，使用後に効果として残存しないのでは意味がない．しかし，外骨格型が完全に運動の自由度を奪うかどうかについては，まだ議論の余地が残っている．たとえば，実際には外骨格装置と身体の間ではしっかり取り付けたとしてもずれが生じる（図16）[18]．このように運動の誘導と対象者の運動の誤差を制御できれば，運動の自由度を調整し，歩行パターンを変化させる学習につながることが期待できるかもしれない．

また一方で，運動の拘束による矯正にもさまざまなパターンが考えられる．Bonnyaudら[19]は，脳卒中後片麻痺者を対象に外骨格型装置の補助パターンを変えて歩行パターン

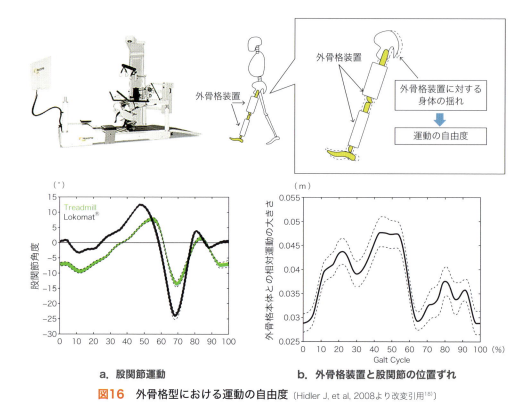

a. 股関節運動　　　　　　　　　　**b. 外骨格装置と股関節の位置ずれ**
図16　外骨格型における運動の自由度（Hidler J, et al, 2008より改変引用[18]）

に対する誘導効果の違いを検討した（図17）．一般的な両側に補助を与えるパターンとは別に，麻痺側に補助を加えて歩行運動を大きくすると同時に非麻痺側には抵抗を加え運動を小さくするよう設定したパターンでの20分間のトレーニングによる運動学習効果を調べた．その結果，通常の補助パターンではみられなかった麻痺側の膝関節屈曲角度の増加がトレーニング終了後20分間にわたって持続したことを示した．彼らはこの結果について非麻痺側に加えた運動学的な拘束が麻痺側に適応的な学習を引き起こしたと考えている．このように単に麻痺側の運動を補助するだけでなく，非麻痺側の運動を拘束して麻痺側の使用を促すような運動拘束のパターンを彼らは運動拘束（kinematic constrain）パラダイムと呼んでいる．これはAaNパラダイムにおける運動拘束の効果的な一手段であるかもしれない．

7）ロボット長下肢装具の開発

以上の観点を踏まえて，われわれは長下肢装具をロボット化するためのロボットユニット〔ロボット長下肢装具「Orthobot®（オルソボット）」〕を開発している（図18）．この

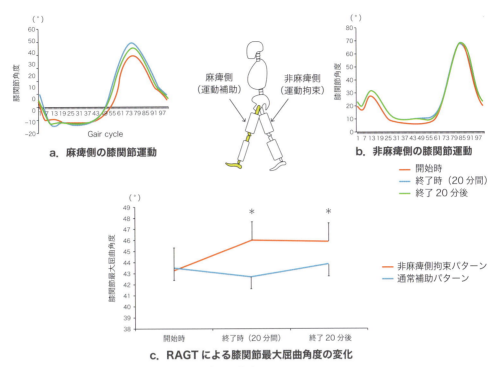

図17 外骨格型における補助と拘束（Bonnyaud C, et al, 2014より改変引用[19]）

機器の開発目標は，主に脳卒中後片麻痺者を対象とした臨床場面でのユーザビリティ（使いやすさ）とAaNパラダイムを踏まえたユーティリティ（効用）を併せ持つロボットをつくることである（図19）．

リハビリテーションロボットのユーザビリティを考えた場合，高価で大型化したロボットを開発しても実際の臨床場面で使用できる可能性が低いと予想される．特にトレッドミル一体型の外骨格装置のような大型機器では，多くの施設でリハビリテーションロボットを導入することは難しい．より高い汎用性をもつ機器とするために，既存の機器を最大限に利用できるロボットの開発を目指している．ロボット長下肢装具は，小型軽量化したロボットユニットを既存の長下肢装具に取り付けて適切な歩行運動を誘導する．つまり，長下肢装具そのものを外骨格機構として利用するという考え方である．簡便に装着可能で必要に応じて既存のトレッドミルや体重免荷機器，平行棒内，歩行器，杖など対象者の運動機能に応じて併用することもできる．

一般的に，人の歩行運動を変化させるような大きな出力を確保するためには，消費電力の大きい大型のモーターが必要になる．通常の多くの外骨格型のリハビリテーションロボットが体重免荷機器を併用するのはこのためである．ロボット長下肢装具は膝関節のみを

3-10 歩行再建のためのリハビリテーションロボット

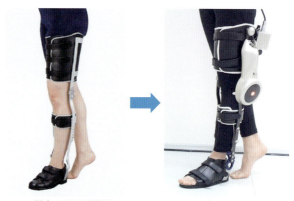

a. 従来の長下肢装具（KAFO）　　b. ロボット長下肢装具「Orthobot®（オルソボット）」

図18 ロボット長下肢装具「Orthobot®（オルソボット）」
〔本機器は文部科学省：革新的イノベーション創出プログラム（COI STREAM）「活力ある生涯のためのLast 5 xイノベーション」の開発課題の1つです〕

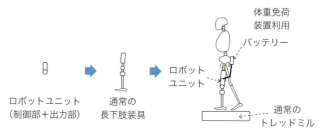

a. 臨床場面で使用しやすいユーザビリティ

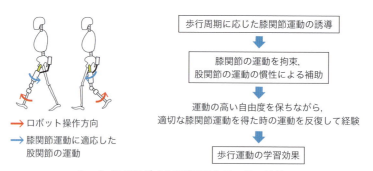

b. AaNパラダイムを踏まえたユーティリティ

図19 Orthobot®（オルソボット）のユーザビリティとユーティリティ

制御することにより，歩行を全体的に変化させることを目標としている．これにより，従来，多くのモーターを使用することで大型化していた機体を極端に小型化することに成功した．

　膝関節運動を変化させることにより歩行全体が変化するかという点については疑問をもつかもしれない．第3章で述べたように，膝関節運動は，股関節運動の結果として慣性によって生じる．しかし，もし正しい歩行周期に応じたタイミングで膝関節の運動を誘導できれば，逆にその膝関節の動きにより股関節の運動が変化するはずである．つまり遊脚後期の膝関節伸展運動により，股関節は伸展方向へ，前遊脚期の膝関節屈曲運動により股関節屈曲へ誘導され，股関節の運動が補助されることになる．本機器ではこのように膝関節のアシストにより股関節に力学的な影響を与えるinter-joint coordinationを想定している．このような運動の形式による運動の誘導は自由度が高いためAanパラダイムを整合し，股関節の動きは，高い自由度の中で反復学習されると考えられる．このため，膝関節への誘導が全体的な歩行運動を変化させると考えた．

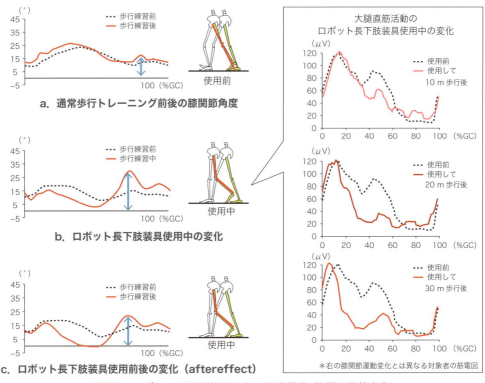

図20　ロボット長下肢装具による運動学的，筋電図学的変化

3-10 歩行再建のためのリハビリテーションロボット

　実際に，ロボット長下肢装具を用いた時の膝関節運動の変化を図20に示す．ロボット長下肢装具を使わずに歩いた場合には，練習前後でも膝関節運動に変化はない（図20a）．しかし，ロボット長下肢装具を使用すると膝関節の運動が適正化する（図20b）．さらに，このような運動の反復が学習効果として残存するため，使用後の歩行において，開始前に比べて膝関節の運動が適正化することになる（図20c）．また，ロボットによる膝関節運動の変化に徐々に対応するように，膝関節伸展筋（大腿直筋）の筋活動に変化がみられる場合がある（図20右）．このような変化は，適切に運動の反復が行われることにより内部モデルが変更し，正常な運動出力がなされていくと予想するReinkensmeyerの感覚運動モデルに適合している．適切なリハビリテーションロボットの使用は対象者の内的な運動計画の変化を生じさせると考えられる．

▶文　献

1) Tyson SF, et al : Effects of an ankle-foot orthosis on balance and walking after stroke : a systematic review and pooled meta-analysis. *Arch Phys Med Rehabil*　94 : 1377-1385, 2013
2) Ohata K, et al : Effects of an ankle-foot orthosis with oil damper on muscle activity in adults after stroke. *Gait Posture*　33 : 102-107, 2011
3) Liberson WT, et al : Functional electrotherapy : stimulation of the peroneal nerve synchronized with the swing phase of the gait of hemiplegic patients. *Arch Phys Med Rehabil*　42 : 101-105, 1961
4) Kafri M, et al : Therapeutic effects of functional electrical stimulation on gait in individuals post-stroke. *Ann Biomed Eng*　43 : 451-466, 2015
5) Bethoux F, et al : Long-term Follow-up to a Randomized Controlled Trial Comparing Peroneal Nerve Functional Electrical Stimulation to an Ankle Foot Orthosis for Patients With Chronic Stroke. *Neurorehabil Neural Repair*　29 : 911-922, 2015
6) Haarman JAM, et al : The effect of 'device-in-charge' versus 'patient-in-charge' support during robotic gait training on walking ability and balance in chronic stroke survivors : A systematic review. *J Rehabil Assist Technol Eng*　3 : 1-16, 2016
7) Takahashi CD, et al : Robot-based hand motor therapy after stroke. *Brain*　131 : 425-437, 2008
8) Boyne P, et al : Within-session responses to high-intensity interval training in chronic stroke. *Med Sci Sports Exerc*　47 : 476-484, 2015
9) Werner C, et al : Tread-mill training with partial body weight support and an electromechanical gait trainer for restoration of gait in subacute stroke patients : a randomized crossover study. *Stroke*　33 : 2895-2901, 2002
10) Mehrholz J, et al : Electromechanical-assisted training for walking after stroke〔update〕. Cochrane database Syst Rev 25 : Cd006185, 2013
11) Hornby TG, et al : Enhanced gait-related improvements after therapist-versus robotic-assisted locomotor training in subjects with chronic stroke : a randomized controlled study. *Stroke*　39 : 1786-1792, 2008
12) Hidler J, et al : Multicenter randomized clinical trial evaluating the effectiveness of the

Lokomat in subacute stroke. *Neurorehabil Neural Repair* 23：5-13, 2009
13) Schwartz I, et al：Robotic-assisted gait training in neurological patients：who may benefit? *Ann Biomed Eng* 43：1260-1269, 2015
14) Veerbeek JM, et al：What is the evidence for physical therapy poststroke? A systematic review and meta-analysis. *PLoS One* 9：e87987, 2014
15) Mehrholz J, et al：Electromechanical-assisted gait training after stroke：a systematic review comparing end-effector and exoskeleton devices. *J Rehabil Med* 44：193-199, 2012
16) Cai LL, et al：Implications of assist-as-needed robotic step training after a complete spinal cord injury on intrinsic strategies of motor learning. *J Neurosci* 26：10564-10568, 2006
17) Hidler JM, et al：Alterations in muscle activation patterns during robotic-assisted walking. *Clin Biomech (Bristol, Avon)* 20：184-193, 2005
18) Hidler J, et al：Kinematic trajectories while walking within the Lokomat robotic gait-orthosis. *Clin Biomech (Bristol, Avon)* 23：1251-1259, 2008
19) Bonnyaud C, et al：Effect of a robotic restraint gait training versus robotic conventional gait training on gait parameters in stroke patients. *Exp Brain Res* 232：31-42, 2014

第Ⅲ部　歩行の再建

11 HONDA歩行アシストによる歩行再建

1．HONDA歩行アシストの概要

1）AaNパラダイムから考える歩行再建のあり方

　AaNパラダイムに基づいて，適切な歩行を誘導するためにはどのような方策があるのだろうか．ここまでみてきたように，ロボットにおいては運動を拘束し適切な運動内容に矯正すること（constrain），対象者においては与えられた運動の自由度の中で反復して試行錯誤すること（degree of freedom）が重要であることがわかる．しかし，この矛盾する2つの要求を実現して，最適な歩行再建を促すためにはセラピストによる運動指導や奨励（education, encouragement）が最も重要だと考える（図1）．

　一般的に，開発者側は，リハビリテーションロボットの介入効果を高めるために画一的で矛盾のないシステムを構築することを目指す．しかし，歩行動作に影響する因子は多様であり，その解決策のあり方も千差万別である．リハビリテーションロボットは薬物治療のように対象者に与えるだけで効果を発揮するものではない．あくまで運動改善効果を引

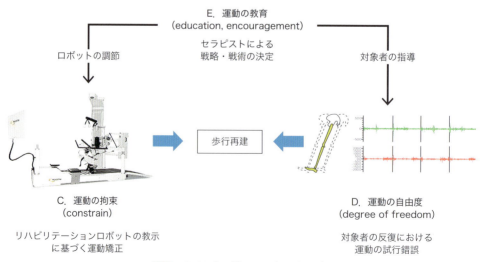

図1　AaNパラダイムに必要な要素

き起こすのは本人による運動学習であり，ロボットはその補助を行うにすぎない．ロボットによる介入効果を高めるためには，セラピストの教育学的，心理学的な観点が重要である．対象者に対してどのような戦略に基づいて歩行再建を計画するか，またはロボットによりどのような戦術を用いるかが効果の鍵を握っているといえる．セラピストはロボットの性質や機能を具体的に熟知したうえで，対象者の状態に合わせて歩行再建に取り組む必要がある．

2）HONDA歩行アシスト

　ここからはリハビリテーションロボットの具体的な使用方法について，代表的な歩行リハビリテーションロボットであるHONDA歩行アシストを例にして考えてみたい（**図2**）．HONDA歩行アシスト（Honda walking assist device）は，歩行に障害を負った対象者に対して本来あるべき歩行パターンを学習させる目的で，世界初の二足歩行ロボットASIMO（advanced step in innovative movility）をはじめとした歩行研究で知られる本田技研工業株式会社が開発した歩行支援ロボットである．股関節角度センサーにより得られた情報に応じて股関節モーターを制御し，その出力により立脚期や遊脚期における適切な股関節の運動方向を教えることにより，歩行運動を改善することを目的としている．

　本機器の形状は，腰部本体と左右の大腿部フレームの三部品で構成され，本体後方に制

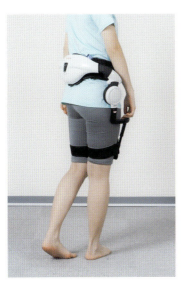
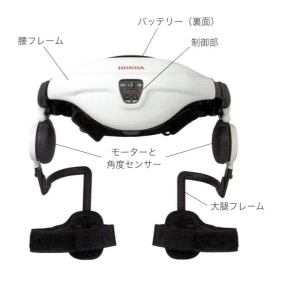

図2　HONDA歩行アシスト（Honda walking assist device）（1）

御コンピューターとバッテリーを内蔵し，モーターを左右に配置している．リハビリテーションロボットの分類から考えると，外骨格型，装置追従型に含まれる．しかし，従来の外骨格型リハビリテーションロボットで使われるような複数の大型モーターを用いず股関節のみを操作する仕様のため，機器重量は約2.7kgと小型軽量で，装脱着の簡易化を実現している．また，立位・座位どちらでも装着可能なため，装着時の負担軽減と安全性に優れている．

本機器が股関節に対して発揮する力は最大でも4Nmであり，人が発揮する力に比べて極端に小さい．このため，装置追従型でありながらモーターの力だけで対象者の下肢を動かすほどの出力はない．言い換えると，ロボットにより身体を動かすようなパワーアシストとしての用途を想定していない．あくまで対象者自身が身体を動かす中で「適切な動かし方」を教示することを目的としている．したがって，自力で立つことが難しい対象者は適応外であり，杖や装具などを用いてもよいが，少なくともなんらかの手段で歩行が自立していることが使用条件となる．

HONDA歩行アシストでは，モーター内にある角度センサーによりリアルタイムで対象者の歩容を計測しており，対象者の歩行速度，歩行率，歩幅，歩行の対称性の変化などに応じて，独自の歩行モデルと比較して常に最適なモーター出力を算出して駆動し大腿部に力を与えている（図3）．このため，AaNパラダイムに則して適切な歩行運動を体感させ

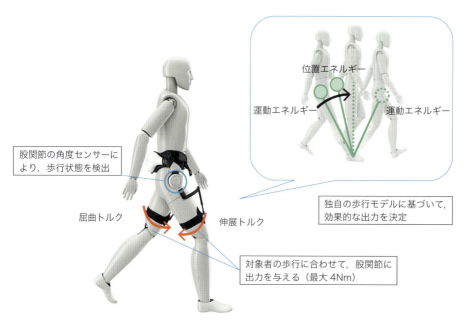

図3　HONDA歩行アシスト（Honda walking assist device）（2）

て指導できる特徴がある．

　2014年に国内50施設にて試験使用が行われ，2015年11月より法人向けにリース販売されている．現時点では医療機器としての位置づけではないが，パーソナルケアロボット（生活支援ロボット）に関する国際安全規格であるISO13482を取得している．

3）HONDA歩行アシストの装着効果—歩行コストの変化

　具体的に，HONDA歩行アシストにはどういった特徴があるだろうか．実際に本機器を用いた場合に最も感じる変化は「歩きやすさ」である．健常者が機器を装着して歩行した後，スイッチを切って歩くと少し身体が重く感じることがある．これは本機器の使用によって歩行が補助されて，楽に歩けていたことを示している．われわれは健常者を対象として，本機器を使用した場合の歩行時酸素消費コストや心拍数の変化について調査した．その結果，歩行速度を低下させることなく，酸素消費コストを快適歩行速度で7.1％，最大歩行速度で10.5％減少させることができた（図4）[1]．前述したとおり本機器による運動の補助は最大4Nmであり，歩行に必要なエネルギーを十分に補助するだけの強度はない．それにもかかわらず全身の酸素消費コストが大きく低下したことは，効率的な歩行のタイミングを教示することにより健常者においても歩行効率を高める効果があることが推察された．

　また一方で，高齢者に本機器を使用した別の研究では，下肢筋の代謝コストに変化なく歩行速度を増加させたとされている[2]．おそらく，同じ歩行コストであればパフォーマンスを高める方向にも作用するのではないかと推察される．これらのことは本機器がリハビ

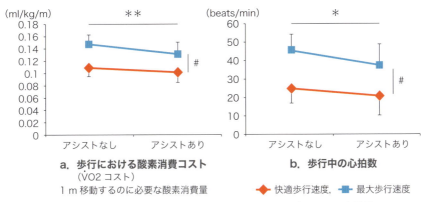

図4 HONDA歩行アシストによる健常者のエネルギー効率の改善効果
(Kitatani R, Ohata K, et al, 2014より引用[1])

3-11 HONDA歩行アシストによる歩行再建

リテーションロボットとしてだけではなく，歩行コストを下げる装着効果をもつ自立支援ロボットとしても使用できることを示していると考える．

4）脳卒中後片麻痺者へのHONDA歩行アシストの装着効果

a. 歩行対称化

健常者に対する影響がみられたことから，次にわれわれはHONDA歩行アシストが歩行に障害を負った対象者の歩行再建に寄与する可能性を探索した．まず，維持期（発症6カ月以上）の脳卒中後片麻痺者15名を対象として，本機器を装着した時の歩行運動の変化を調べた（図5）[3]．快適歩行速度でのアシストの有無による歩行パフォーマンスと歩行パターンの違いをみたところ，歩行パフォーマンス（10 m歩行時間および歩数）に変化は認められなかったのに対して，歩行パターン（遊脚期の時間対称性）に違いがあっ

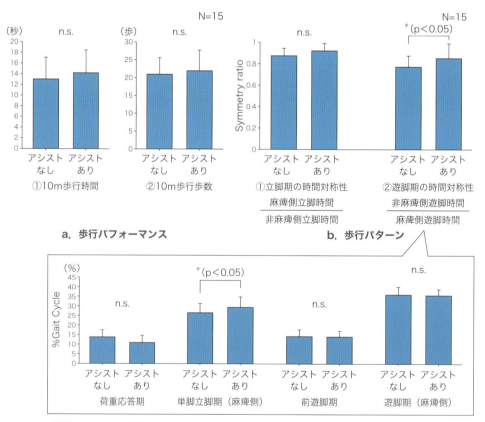

図5 HONDA歩行アシストによる歩行パターンの変化〔大畑, 他, 2011より引用[3]〕

た．そこで歩行相ごとの時間的変化を確認したところ，主に麻痺側の単脚立脚期（非麻痺側の遊脚期）に延長がみられており，これが時間的な対称性を改善する結果につながったのではないかと考えられた．

より詳細に本機器の歩行対称化作用を調べるために，対象者を増やし，維持期の脳卒中後片麻痺者25名に対して，本機器のアシストトルクの大きさが時間対称性に及ぼす影響を調べた．結果的には，立脚期，遊脚期ともアシストトルクの大きさに応じて歩行の対称化が得られる傾向を示したが，有意な変化には至らなかった[4]．詳細を確認すると，そもそもアシストなしでの条件下で歩行が非対称な群〔麻痺側の遊脚時間が麻痺側の単脚立脚時間（非麻痺側の遊脚時間）の1.5倍以上ある群〕ではアシストトルクに応じて歩行対称性が有意に改善するが，そもそも歩行が対称的な群（麻痺側の遊脚時間が非麻痺側の遊脚時間の1.5倍未満の群）では変化がないことがわかった（**図6a, b**）．以上の事実は，非対

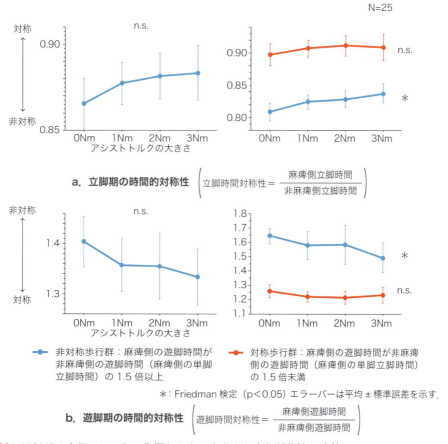

図6 HONDA歩行アシストの発揮トルクの大きさと歩行対称性の改善〔大畑, 他, 2011より引用[4]〕

称な歩行を行う対象者にはトルクが大きいほうが歩行対称化を生じやすく，対称な歩行を行う者ではアシストによる対称性の変化は得られにくい（対称化する必要がない）ことを示している．

一般にワクチンや薬剤の使用効果には，responder（反応者）とnon-responder（無反応者）が存在するとされる．本機器による効果にもresponderとnon-responderが存在し，前述の結果から，歩行対称化作用は対称性が低い者に対してのみにみられる変化だと考えられる．

b. 股関節運動と倒立振子の関係

Honda歩行アシストは，ほかの外骨格装置と異なり，股関節に対する補助のみを行っている．なぜ股関節の運動を誘導するだけで，歩行全体に効果が及ぶのだろうか．われわれは本機器による歩行運動の変化の原理を知るために，維持期の脳卒中後片麻痺者17名

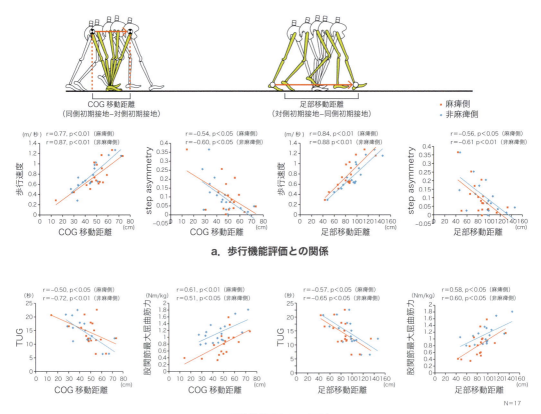

図7　脳卒中後片麻痺者における倒立振子の機能的意義

を対象に3DGA（三次元歩行解析）を行った．繰り返しとなるが，倒立振子は歩行運動の重要な基本原則である．脳卒中後片麻痺者では，麻痺側・非麻痺側ともに倒立振子の振幅を示す立脚期のCOG（身体重心）移動距離や遊脚振子の振幅を示す足部移動距離は，歩行速度や歩幅の対称性，TUGや股関節最大屈曲筋力と強い相関を示し，包括的な運動学的指標であるといえる（図7）．

　これらの指標を歩行周期の時系列で並べてみると，興味深い関連性が観察される（図8）．麻痺側，非麻痺側ともにCOG移動距離は初期接地の瞬間の足部とCOG間の距離（前歩幅）によって決定することがわかる．これは歩幅が決まれば倒立振子の振幅が決まることを示している（第2章）．次に，COG移動距離が決まれば，反対側の接地の瞬間の足部とCOG間の距離（後歩幅）が決定する．この後歩幅は倒立振子による前方推進力を形成する．さらに後歩幅がその後の足部移動距離を決定する（図8）．

　この時系列上での関連性を踏まえたうえで，股関節運動との関係を調べたものが図9で

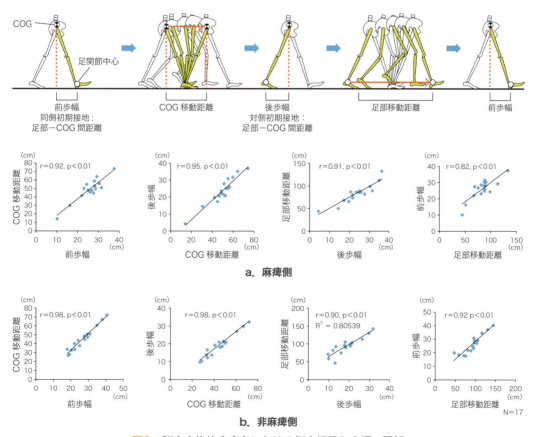

図8　脳卒中後片麻痺者における倒立振子と歩幅の関係

3-11 HONDA歩行アシストによる歩行再建

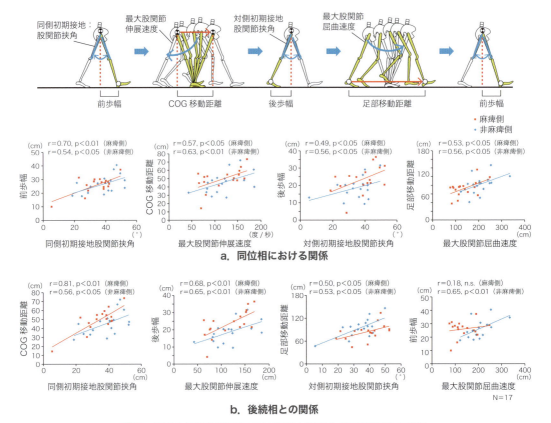

図9 脳卒中後片麻痺者における倒立振子と股関節運動の関係

ある．前歩幅は初期接地時の両側の股関節間の成す角（股関節挟角）と相関する．ここで麻痺側の前歩幅は麻痺側の初期接地時の股関節挟角，非麻痺側の前歩幅は非麻痺側の初期接地時の股関節挟角とそれぞれ対応している．さらに，股関節挟角は前歩幅と同様にその後のCOG移動距離と相関し，初期接地時の股関節挟角は前歩幅と同様な運動学的性質をもつことがわかる．

また，同様な関係はCOG移動距離と最大股関節伸展速度，後歩幅と反対側初期接地時の股関節挟角においても認められる．このことから，股関節の運動は倒立振子の運動学的性質を反映する指標だと考えることができる．さらに足部移動距離と股関節最大屈曲速度の間にも相関は認められるため，同様な関係性を有すると考えられる．しかし，後続する前歩幅との相関は非麻痺側の股関節最大屈曲速度のみ認められ，麻痺側では相関を認めなかった．つまり，脳卒中後片麻痺者の歩行においては，麻痺側の初期接地時に倒立振子の安定性を阻害するなんらかの阻害因子が働いていることが推察される．

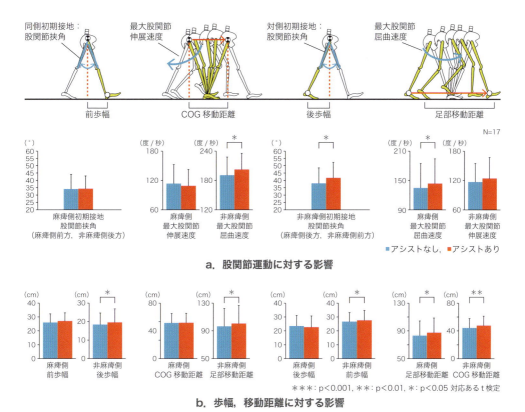

a. 股関節運動に対する影響

b. 歩幅，移動距離に対する影響

図10 HONDA歩行アシストによる股関節運動と倒立振子に与える影響

c. 股関節運動誘導と倒立振子の変化

　倒立振子と股関節運動の関連性を踏まえ，HONDA歩行アシストが股関節運動や倒立振子の各変数にどのような影響を与えるかを調べたものが図10である．本機器による股関節誘導により，股関節最大屈曲速度と非麻痺側初期接地時の股関節挟角が有意に増加した．また，麻痺側の足部移動距離，非麻痺側の前歩幅，COG移動距離，後歩幅および足部移動距離に増加が認められた．

　ここで変化した変数の関連性を股関節屈曲方向と伸展方向に分けて考えてみたい．まず，屈曲運動にみられる変化として，麻痺側，非麻痺側の両側とも本機器により股関節最大屈曲速度が増加した（図11）．その結果，足部移動距離も直接的に影響を受け，両側ともに増加が認められたと考えられる．実際に本機器による股関節最大屈曲速度の変化量は足部移動距離の変化量と相関しており，屈曲運動が促された結果として歩幅が伸びたと考えられる．しかし，非麻痺側では足部移動距離の増加が前歩幅の増加を促しているのに対して，麻痺側では前歩幅が増加しない．これは前述した片麻痺特有の歩行の阻害因子が初

3-11 HONDA歩行アシストによる歩行再建

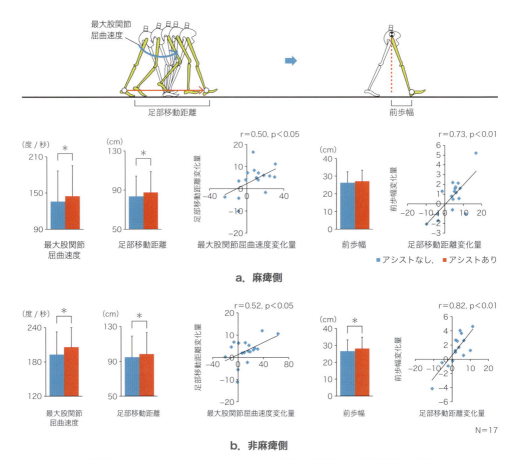

図11 HONDA歩行アシストによる股関節屈曲運動と遊脚振子の関係

期接地の前歩幅に影響しているためと考えられる．ただし，麻痺側の足部移動距離の増加量は，前歩幅の増加量と相関していた．つまり，本機器により足部移動距離を増やすことができた者では，前歩幅も増加することが示された．この結果は，本機器による前歩幅の増加（これは初期接地の股関節挟角に反映される）の程度がresponderを見分ける基準となる可能性がある．

さらに，股関節伸展方向への運動では，股関節最大伸展速度には麻痺側，非麻痺側とも変化が認められなかった．これは本機器のアシストトルクの強さでは立脚期の運動に変化を起こせないことを示している．しかし，非麻痺側では初期接地の股関節挟角を増大させている．この変化自体は前述した前歩幅の帰結であるが，前歩幅の増加は後続するCOG移動距離の増加量に影響を与え，さらに非麻痺側の後歩幅の増加を引き起こしていた（図12）．一方で，有意な変化は認められないが，対象者ごとにみてみると，麻痺側において

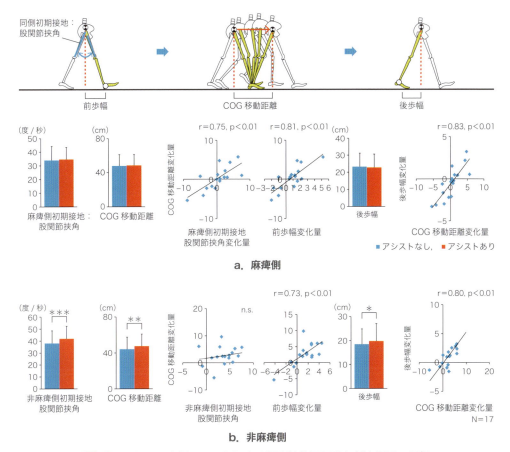

図12 HONDA歩行アシストによる股関節伸展運動と倒立振子の関係

も前歩幅や股関節挟角の変化量が大きいものほど，COG移動距離の変化が大きくなり，後歩幅の増加を促せる関係にあることが示された．

以上の結果をまとめると，HONDA歩行アシストは股関節運動を誘導することにより倒立振子運動を改善させることが可能であり，歩行効率性や対称性の改善を促すと考えられる．しかし，装着した直後の変化としては，非麻痺側の運動変化が中心であり麻痺側の運動変化は限定的である．特に脳卒中後片麻痺者では，初期接地時の前歩幅を即時的に増加させることが難しく，本機器を装着するだけではただちに改善することはできないかもしれない．しかし，麻痺側初期接地時の股関節挟角の変化が得られる者では即時的な改善が可能であり，このことがresponderを見分けるうえで役立つ可能性がある．

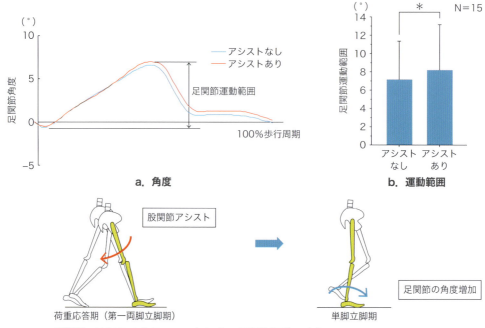

図13　HONDA歩行アシストによる足関節運動の変化〔大畑, 他, 2011より引用[3]〕

d. 足関節運動への影響

　この機器を初めて見た場合,「HONDA歩行アシストは股関節のみを誘導しているため,そのほかの膝関節や足関節に対して影響を与えられないのではないか」といった疑問をもつかもしれない.しかし,Honda歩行アシストは股関節のみへの補助であるにもかかわらず,歩行全体に影響を与えていることは前述のとおりである.では,具体的には,股関節への運動の誘導が膝関節や足関節の運動にどのような影響を与えているのだろうか.

　足関節運動の変化を調べるために,維持期の脳卒中後片麻痺者15名(男性12名,女性3名)に対して,足関節に取り付けた角度センサーにより歩行中の足関節の角度変化を測定した[3].その結果,麻痺側の足関節における歩行時の運動範囲はアシストトルクが付加されることにより増加することが示された(図13).このような変化は,股関節の伸展運動を補助するアシストトルクにより倒立振子の振幅が増加し,結果的に足関節の背屈方向への運動が増加したことによると考えられる.つまり,股関節の運動変化は,結果的に足関節運動を誘導すると推察される.

　さらに,維持期の脳卒中後片麻痺者25名を対象に,本機器が発揮するアシストトルクと足関節筋活動に及ぼす変化を調べた[4].その結果,特に単脚立脚期において前脛骨筋の活動が低下していることが示された(図14a, b).また,coactivation index(Co.I.)[5]

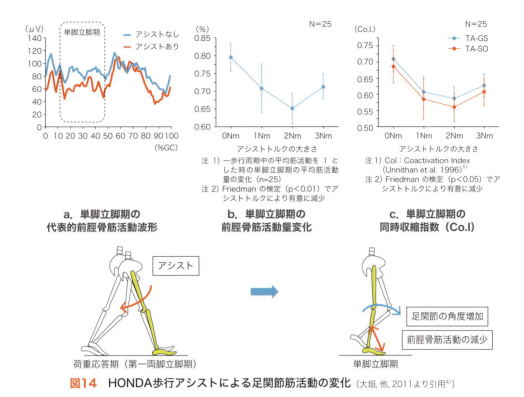

図14 HONDA歩行アシストによる足関節筋活動の変化（大畑, 他, 2011より引用[4]）

で表される単脚立脚期に麻痺側で生じる不適切な同時収縮活動はアシストトルクに応じて減少していた（図14c）．この結果についても，アシストトルクによる股関節伸展倒立振子の前方への回転が強調されることに伴って，背屈筋活動の必要性が低下したことに起因すると考えられる．以上の結果は，股関節への補助であっても倒立振子の回転運動の変化を経て，足関節に影響を及ぼすことを示唆している．

e．膝関節運動への影響

膝関節の運動に対するHONDA歩行アシストの影響をみるため，回復期の脳卒中後片麻痺者24名（発症6カ月以内）を対象に，本機器のアシストトルクを変化させた時の股関節，膝関節の角度変化について3DGAを用いて調べた[6]．図15に一歩行周期における股関節と膝関節の平均角度波形を示す．アシストトルクを変化させていくと，徐々に前遊脚期の股関節伸展peak時期（股関節屈曲の開始点）が早期化していることがわかる．それに伴い，膝関節の最大屈曲角度が増加している．これは股関節屈曲の開始点が早まり屈曲速度が増加することにより，膝関節屈曲に作用する慣性力が増加するためと考えられる．

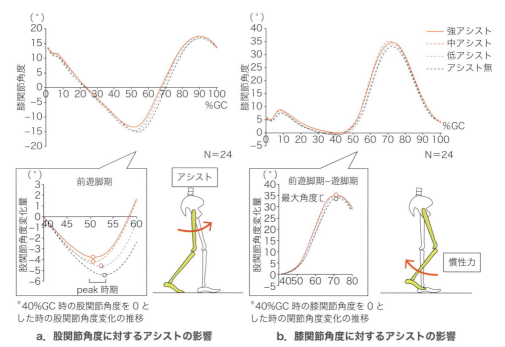

図15 HONDA歩行アシストによる膝関節運動の変化（大畑, 他, 2014より引用[6]）

このため，膝関節最大屈曲の角度の増加は股関節屈曲開始角度の早期化が得られた場合に大きくなっていた（図16）．膝関節屈曲角度に影響を与えられるかについては，この屈曲開始点の早期化が起こるかどうかをみることでresponderを見分けることができる可能性がある．

5）HONDA歩行アシストの学習効果

a．aftereffectの検討

ここまでHONDA歩行アシストの装着効果について解説したが，装着時に変化が得られたとしても，機器を取り外した後に元の状態に戻るのであれば意味がない．本機器がリハビリテーションロボットであるためには，装着して練習した影響が外した後にも残っていなければならないだろう．この点について検討するために，われわれは回復期の脳卒中後片麻痺者を対象に，本機器の即時的な学習効果（aftereffect）について検討した．図17aは脳卒中後片麻痺者と健常者の歩行周期の股関節内的モーメントと角度変化である．図17aの左では荷重応答期において，健常者にある股関節伸展モーメントが脳卒中後片麻

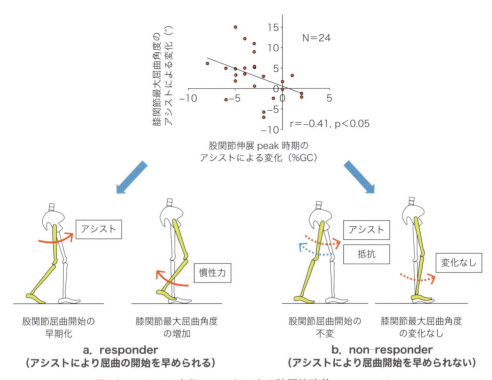

図16 HONDA歩行アシストによる膝関節改善のresponder

痺者には認められない．これは，この時期に股関節伸展運動ができていないため，十分に倒立振子を振れていないことを示している．さらに，**図17aの右**から単脚立脚期後半で十分な股関節伸展角度が得られていないことがわかる．これに対して，本機器を用いた場合，荷重応答期の股関節伸展モーメント，単脚立脚期後半の股関節伸展角度が増加した．さらに，アシストを停止した後の歩行においても股関節伸展モーメントや股関節伸展角度が維持されていた．これはアシストした状態での反復した歩行運動により運動学習が行われ，aftereffectとして残ったのではないかと考えられた．

実際に回復期の脳卒中後片麻痺者24名を対象にaftereffectを調べたところ，荷重応答期の股関節伸展モーメントが有意に増加していた[6]．特に，この麻痺側の股関節伸展運動は前述の装着効果で変化がみられなかったところである．装着によりアシストできなかった運動を自発的に補うような変化が得られたことは興味深い．

b．長期間の使用による変化の検討

HONDA歩行アシストを外した直後に変化がみられても，その変化が歩行機能の向上を

3-11 HONDA歩行アシストによる歩行再建

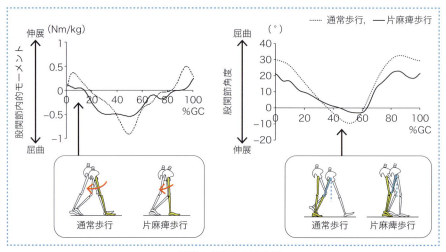

a. 通常歩行と片麻痺歩行

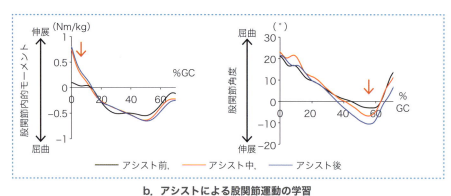

b. アシストによる股関節運動の学習

図17 HONDA歩行アシストによる学習効果（aftereffect）

導かなければ意味がない．そこでわれわれは本機器を4週間使用した前後の歩行機能の変化と通常のトレーニングを4週間行った場合とを比較した．図18は代表的な変化を示した二症例の股関節内的モーメントと股関節角度を示している．歩行速度や運動機能の回復の程度には違いがなかったが，通常のトレーニングを行った場合には股関節内的モーメントや股関節角度などの歩行パターンの変化は認められなかった．これに対して，本機器を用いた場合には，aftereffectとして観察された荷重応答期の股関節伸展モーメント，単脚立脚期後半の股関節伸展角度の変化が4週間のトレーニング後にも定着していることが確認できた．回復期の脳卒中後片麻痺者17名を対象にした結果，荷重応答期の股関節伸展モーメントは通常トレーニングでは変化が得られなかったが，本機器を用いた場合には有意な増加が認められた．また，同時に荷重応答期に重要な役割を担う足関節背屈筋の

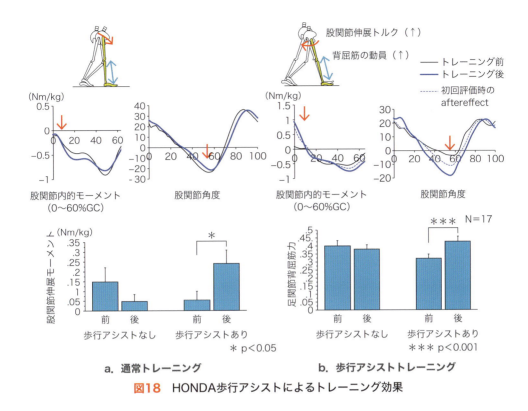

図18 HONDA歩行アシストによるトレーニング効果

筋力は，本機器を用いたトレーニングを行った場合にだけ有意な改善を示していた．

以上の結果は，HONDA歩行アシストの運動誘導がaftereffectとして残り，それを繰り返すことで，歩行パターンの改善した歩行が定着することを示唆している．このことは第10章で記したリハビリテーションロボットの理論的背景と合致しており，今後の開発の方向性においても重要な示唆を与えるものと考える．

2．HONDA歩行アシストの使用方法

1）HONDA歩行アシストの準備の関係

ここからは具体的なHONDA歩行アシストの使用方法について解説する．図19は本機器の装着姿勢を示している．装着時の注意点としては，①腰フレームを骨盤に適合させること，②モーターの位置を股関節に合わせること，③大腿フレームをしっかり大腿部に合わせることの三点である．大腿フレームのパッドは伸縮する構造になっており，できるだ

3-11 HONDA歩行アシストによる歩行再建

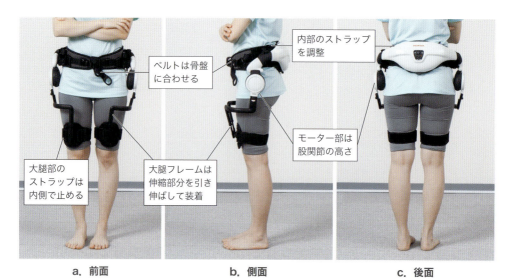

a. 前面　　　　　　　　b. 側面　　　　　　　　c. 後面

図19　HONDA歩行アシスト装着姿勢

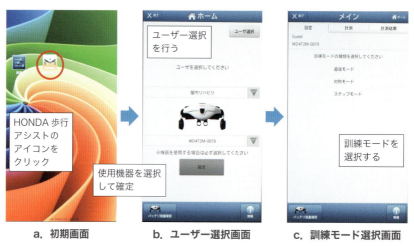

a. 初期画面　　　　　b. ユーザー選択画面　　　c. 訓練モード選択画面

図20　HONDA歩行アシスト専用タブレット操作

　け引き伸ばした状態で取り付けるほうがモーメントアームが長くなるため，股関節の運動に影響を与えやすくなる．

　図20は本機器専用のタブレット設定画面を示している．ユーザー選択画面では対象者の情報を記録することができ，ユーザー登録後に訓練モード選択画面が開かれる．訓練モードは追従モード，対称モード，ステップモードの3つからなる（表1）．

表1 HONDA歩行アシスト訓練モード

	目的	選択の目安
1．追従モード	対象者の歩行に追従してより良い運動を誘導するように出力トルクを決めるモード	第一選択
2．対称モード	歩行の対称性を高めるように運動を誘導するモード	追従モードより高い対称性を得させたい場合
3．ステップモード	追従モードで歩行運動の変化が得られにくい場合に，基礎的な運動の練習を行うためのモード	追従モードで歩行変化が得られにくい場合

a．追従モード

　追従モードは，独自の内部モデルに応じて対象者の歩行に追従し，より良い運動を誘導するよう出力トルクを決めるモードである．最も一般的な設定であり，対象者に合わせて出力トルクの調整が可能であるため，第一選択として用いられる．

b．対称モード

　対称モードは，内部モデルが異なり，非対称な歩行に対して対称化するよう出力トルクが調整される．しかし，歩行機能が低下している対象者に対称モードを用いると，たとえば支持性を得るために代償的に非対称な歩行をしている場合にかえって歩きにくくなる場合がある．

c．ステップモード

　ステップモードは，追従モードで十分な変化が得られない場合に，問題の大きな部分だけステップトレーニングにより矯正する時に使用するモードである．基本的には追従モードで歩行を行うが，対象者の必要に応じてモードを選択することが勧められる．

2）歩行計測機能

　HONDA歩行アシストでは，使用中に歩行評価ができる計測機能がある．たとえば，10m歩行テストの時に秒数と同時に歩行時の股関節角度の変化や最大屈曲角度，伸展さらに股関節挟角などが表示される．それらのデータはタブレットに保存されるため，運動の変化を逐次確認することが可能である．さらに角度波形をリアルタイムに表示できるため，フィードバックトレーニングも容易に行うことができる．

　図21は角度計測画面における股関節角度データを示している．グラフの上方が股関節

3-11 HONDA歩行アシストによる歩行再建

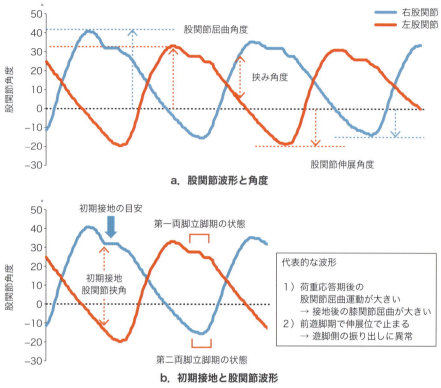

図21 HONDA歩行アシストによる股関節角度計測

屈曲角度，下方が股関節伸展角度である．左右の股関節角度が同時に表示され，この間の大きさが股関節挟角になる．一般的な波形解釈の手順としては，まず初期接地の位置を確認する．多くの場合，股関節最大屈曲角度の近傍を観察すると，伸展方向に動いてから，もう一度屈曲方向へ動く，もしくは伸展方向への角度変化が止まる時点が存在する．これは股関節の伸展方向への運動がなんらかの原因で止められていることを意味しており，この時期が初期接地とみなすことができる．初期接地がわかれば，それに続く時期が荷重応答期，その反対側の股関節の運動が前遊脚期を意味する．

荷重応答期，前遊脚期の股関節運動の観察は，歩行の特徴について重要な情報を与えてくれる．たとえば，最大股関節運動に到達した後の荷重応答期において股関節屈曲方向への運動が大きいとすると，接地後の膝関節屈曲も大きい可能性がある．また，前遊脚期の股関節運動が伸展位で止まった状態が持続している場合には，遊脚側の振り出しに異常が生じ，股関節が伸展位のままであることを示す．

3）追従モード

a．設定

　一般的に使用される追従モードの設定とその意義について説明する．追従モードの設定画面には，モーター出力・屈曲トルク・伸展トルク・タイミングの選択肢が表示されており，屈曲トルク・伸展トルク・タイミングについては左右別々の設定が可能である（図22）．屈曲，伸展のトルク設定は0～4Nmまでの範囲で選択できる．また，タイミングは早い・標準・遅いから選択できる．

　アシストトルクは歩行周期に応じて，適切なタイミングで運動が起こるようにトルクを出力する（図23）．初期の基本の設定では左右均等に出力され，片脚だけに強い力が生じるようなことはない．また，タイミングの変化は歩行周期における出力タイミングを変更させることになる．そのため，タイミングを早くするとケイデンスが増加した歩行になるように誘導され，タイミングを遅くするとストライドが増加した歩行となる．

b．出力トルク設定が歩行運動に与える影響

　追従モードの出力トルク設定について説明する．出力トルクの設定によりlocomtor unitの運動に影響を与えるか，passenger unitに影響を与えるかを変えることができる．このためにまず，対角線上のトルク設定を一対として考える．基本設定では，右の股関節

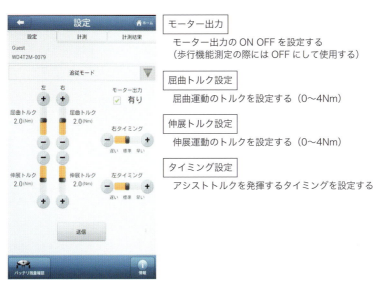

図22　追従モード設定画面

3-11 HONDA歩行アシストによる歩行再建

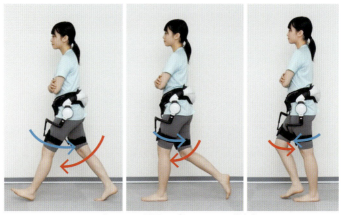

a. タイミング早い（ケイデンス増加）

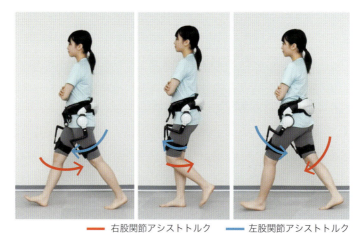

―― 右股関節アシストトルク　―― 左股関節アシストトルク

b. タイミング遅い（ストライド増加）

図23　HONDA歩行アシストのアシストトルク（基本設定）

伸展トルクが生じる時には左の股関節屈曲トルクが生じており，これにより腰ベルトの部分が安定させている．このため，対角線上のトルク（右の伸展トルクと左の屈曲トルク，もしくは右の屈曲トルクと左の伸展トルク）を揃えれば，本機器により生じた力はすべてlocomotor unitに伝わることになる．これに対して，対角線上のトルクを異なる設定にした場合には，その差は腰ベルトを通してpassenger unitに影響する．これを応用し，対角線上のトルク設定を行えば，locomotor unitとpassenger unitに対する運動誘導を使い分けることができる．

たとえば，図24aのように左下肢の荷重応答期に膝関節屈曲角度が大きくなる場合には，その矯正のために遊脚期後半からの股関節伸展運動を強め，十分な慣性力により膝を

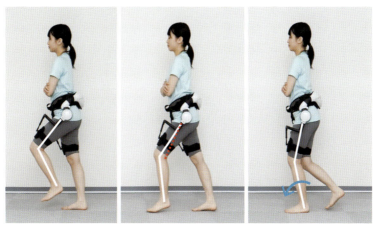
a. 荷重応答期で膝関節屈曲が大きい歩行

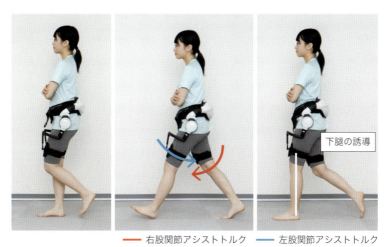
── 右股関節アシストトルク ── 左股関節アシストトルク
b. 膝関節運動の伸展誘導〔左伸展トルク（強），右屈曲トルク（強）〕

図24 HONDA歩行アシストのアシストトルクの応用（立脚期の膝関節誘導）

伸展させる必要がある．このために，左の伸展トルクと同時に右の屈曲トルクを強めれば，両方の股関節に生じるトルクの合計が遊脚側の下肢に伝わることになる（図24b）．

反対に，図25のように左下肢の前遊脚期に膝関節伸展位となり遊脚期の膝関節屈曲が生じない場合には（図25a），その矯正のために前遊脚期から股関節を屈曲させる必要がある．このため，左の屈曲トルクと同時に右の伸展トルクを強めれば，両方の股関節に生じるトルクの合計が前遊脚期の股関節屈曲に働くことになる（図25b）．

一方，passenger unitに影響を与えたい場合，たとえば図26aのように左下肢の荷重応答期に体幹前傾角度が大きくなるような時には，左の伸展トルクを強くするのに対して，

3-11 HONDA歩行アシストによる歩行再建

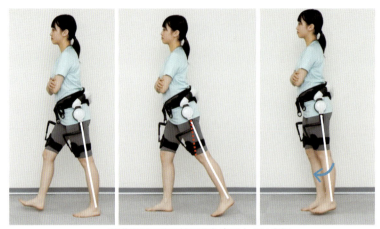

a. 前遊脚期で膝関節屈曲角度が小さい歩行

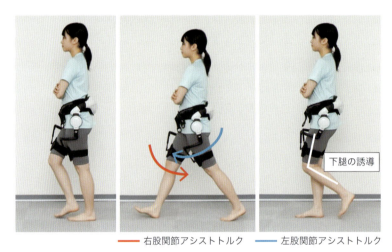

―― 右股関節アシストトルク　―― 左股関節アシストトルク

b. 膝関節運動の屈曲誘導〔左屈曲トルク（強），右伸展トルク（強）〕

図25 HONDA歩行アシストのアシストトルクの応用（遊脚期の膝関節誘導）

右の屈曲トルクを弱くする．それにより左右の差が生じ，左右差の分だけ腰ベルトが体幹の運動を誘導するように作用する（図26b）．対象者は適切なタイミングで体幹の運動を誘導されることになる．

また，図27aのように左下肢の前遊脚期に体幹後傾角度が大きくなるような時には，左の屈曲トルクを強くするのに対して右の伸展トルクを弱くする．それにより，振り出しに伴う後傾運動は矯正されやすくなり（図27b），正中位を保持した歩行を誘導することにつながると考えられる．

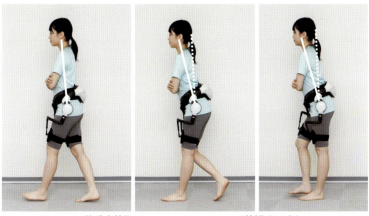

a. 荷重応答期で passenger unit が前傾する歩行

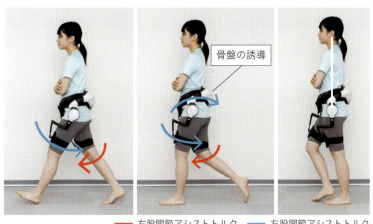

b. passenger unit の伸展誘導（左伸展トルク（強），右屈曲トルク（弱））

図26　HONDA歩行アシストのアシストトルクの応用（立脚期のpassenger unit伸展誘導）

4）ステップモード

a．設定

　ステップモードは，追従モードでの歩行運動において，なんらかの問題を集中的に練習したい場合に用いられる．ステップモードの設定画面には，ステップ側・屈曲トルク・伸展トルク・タイミングの選択肢が表示されており，屈曲トルクはステップ側，伸展トルクは非ステップ側の設定が可能である（図28）．屈曲，伸展のトルク設定は，追従モードと同様に0〜4 Nmまでの範囲で選択できる．また，タイミングは早い・標準・遅いから選

3-11 HONDA歩行アシストによる歩行再建

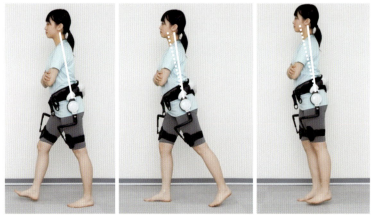

a. 前遊脚期で passenger unit が後傾する歩行

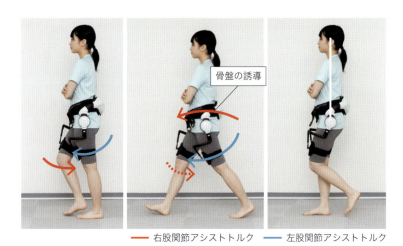

b. passenger unit の屈曲誘導〔左屈曲トルク（強），右伸展トルク（弱）〕

図27　HONDA歩行アシストのアシストトルクの応用（立脚期のpassenger unit屈曲誘導）

択できるが，追従モードとは異なり歩行周期に応じたものはなく，あくまで一定のタイミングを基準として早い・遅いが決められている．

実際のステップトレーニングにおいて，たとえば左立脚期の練習を行う場合には左伸展トルクが必要である．この時の設定としては，右ステップ設定を選択し，左伸展トルクを調節する（図29）．その際，アシストトルクは一歩行周期分（二歩分）出力される設定になっているため，伸展トルクが発揮された後，伸展トルクとして調整されたトルクの大きさのまま屈曲トルクが生じることになる．同様に，左遊脚期の練習では左屈曲トルクが必要となる．したがって，左ステップ設定を選択して左屈曲トルクを調整する（図30）．

2. HONDA歩行アシストの使用方法

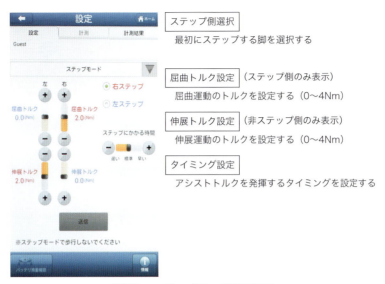

図28 ステップモード設定画面

b. ステップトレーニング

　ステップトレーニングにHONDA歩行アシストを用いた場合の設定を解説する．ステップトレーニングの基本的注意事項については，第9章に示したものと同じである．ステップトレーニングは，まず一歩分の反復練習を行い，対象とする歩行相が習熟した段階で二歩分のステップを行うようにする．前述したように，ステップモードの股関節トルクは二歩分のステップを行うようになっている．これは歩行動作としての連続性を重視しているためである．しかし，一歩分のステップトレーニングにおいては，二歩目の股関節トルクが運動の邪魔になる場合もあるので注意する必要がある．実際の歩行トレーニングは，はじめはなんらかの支持物（平行棒など）があることが望ましい．また，ステップトレーニングにおけるトルク設定も追従モードの設定に準拠して考えることができ，対角線上のトルク設定により，locomotor unitもしくはpassenger unitに影響を与えることができる．

ⅰ）荷重応答期の改善

　左下肢の荷重応答期の改善を目的とした一歩分のステップトレーニングにおいては，開始姿勢として左下肢を前に出した姿勢をとり，右ステップ設定とする（図31）．この時，トルクの調整は左伸展トルクを中心とし，右下肢を一歩踏み出して着地する．二歩分のステップトレーニングにおいては，右下肢前の姿勢で左ステップ設定とし遊脚期から荷重応答期，単脚立脚期というように連続的な運動を学習する（図32）．

235

3-11 HONDA歩行アシストによる歩行再建

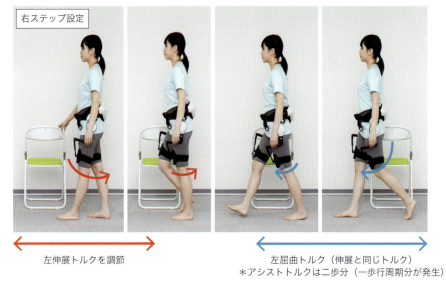

図29 左立脚期のステップトレーニング

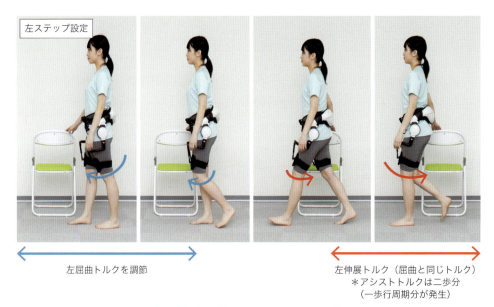

図30 遊脚期ステップトレーニング

ⅱ）単脚立脚期の改善

　次に，左下肢の単脚立脚期の改善を目的とした一歩分のステップトレーニングを考える．開始姿勢は荷重応答期と同様に左下肢を前に出した姿勢をとり，右ステップ設定とする（図33）．トルクの調整も同様に左伸展トルクに対して行う．単脚立脚期終了時点で，

2. HONDA歩行アシストの使用方法

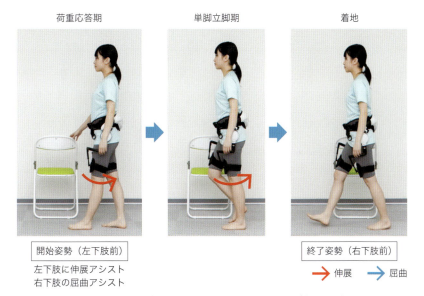

図31 step 1　荷重応答期を対象としたステップトレーニング（一歩分）＊左下肢を対象側と想定
ステップモード設定：右ステップ設定，左伸展トルクを中心

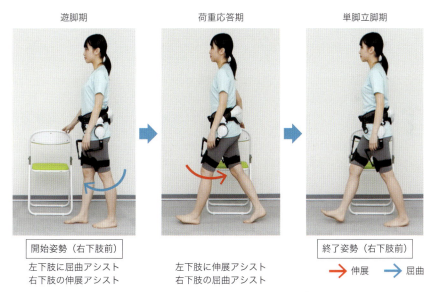

図32 step 2　荷重応答期を対象としたステップトレーニング（二歩分）＊左下肢を対象側と想定
ステップモード設定：左ステップ設定，左屈曲トルクを中心

3-11 HONDA歩行アシストによる歩行再建

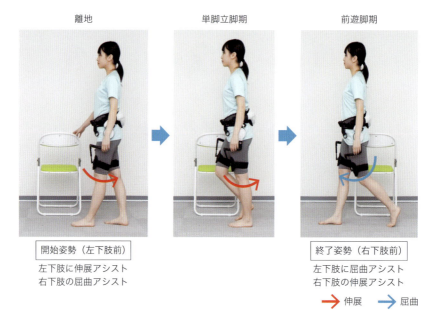

図33 step 1 単脚立脚期を対象としたステップトレーニング（一歩分） ＊左下肢を対象側と想定
　　　　ステップモード設定：右ステップ設定，左伸展トルクを中心

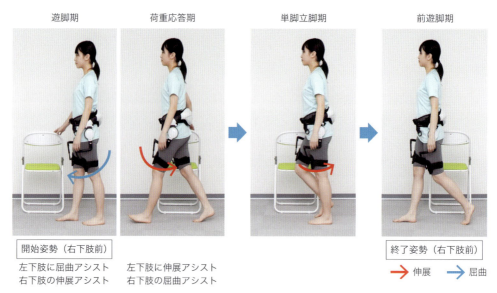

図34 step 2 単脚立脚期を対象としたステップトレーニング（二歩分） ＊左下肢を対象側と想定
　　　　ステップモード設定：左ステップ設定，左屈曲トルクを中心

2．HONDA歩行アシストの使用方法

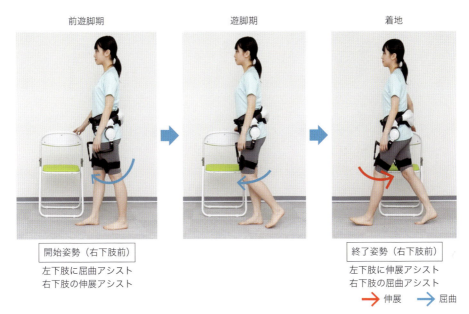

図35 step 1 前遊脚期を対象としたステップトレーニング（一歩分）＊左下肢を対象側と想定
ステップモード設定：左ステップ設定，左屈曲トルクを中心

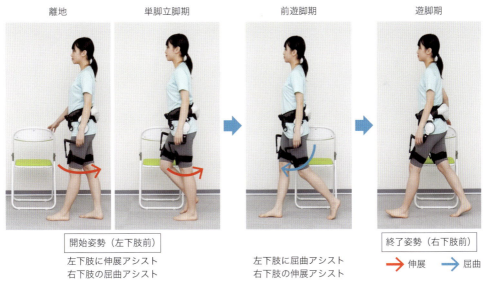

図36 step 2 前遊脚期を対象としたステップトレーニング（二歩分）＊左下肢を対象側と想定
ステップモード設定：右ステップ設定，左伸展トルクを中心

3-11 HONDA歩行アシストによる歩行再建

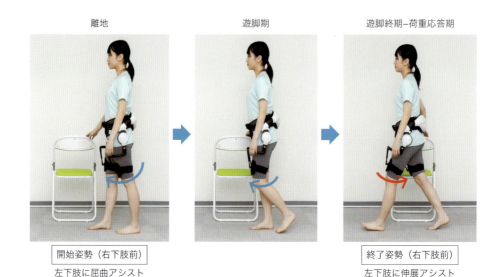

図37 step 1　遊脚期を対象としたステップトレーニング（一歩分）＊左下肢を対象側と想定
ステップモード設定：左ステップ設定，左屈曲トルクを中心

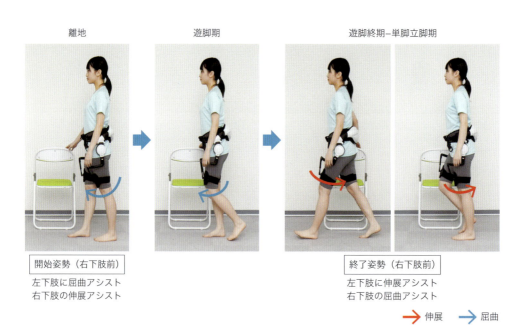

図38 step 2　遊脚期を対象としたステップトレーニング（二歩分）＊左下肢を対象側と想定
ステップモード設定：左ステップ設定，左屈曲トルクを中心

前遊脚期の股関節屈曲と膝関節屈曲運動が屈曲トルクにより促されることに注意する．二歩分のステップトレーニングにおいては，右下肢前の姿勢で左ステップ設定に変更し，左下肢を振り出してから荷重応答期を経て円滑に単脚立脚期に移行させる（図34）．終了姿勢は前遊脚期であり，この際にも膝関節の屈曲が十分みられることを目標とする．

iii）前遊脚期の改善

　左下肢の前遊脚期の改善を目的とした一歩分のステップトレーニングにおいては，開始姿勢を右下肢前とし，左ステップ設定とする（図35）．この時，トルクの調整は左屈曲トルクを対象とし，左下肢を一歩踏み出して着地する．開始時点で十分体重を前方の下肢に移した状態で，力を抜かせるようにする．二歩分のステップトレーニングにおいては，左下肢前の姿勢で右ステップ設定とし，単脚立脚期から体重移動を伴って前遊脚期に左下肢の力を十分に抜き，膝関節を屈曲した状態で左下肢を降り出すようにする（図36）．

iv）遊脚期の改善

　最後に，左下肢の遊脚期の改善を目的とした一歩分のステップトレーニングも開始姿勢は右下肢前とし左ステップ設定とする（図37）．この時，左屈曲トルクを調整して左下肢を一歩踏み出して着地する．着地の前に生じる股関節伸展トルクが，遊脚期後半の膝の伸展運動を促せているかを確認する．二歩分のステップトレーニングについては，右下肢前の姿勢で左ステップ設定とし，遊脚期から遊脚終期の膝関節伸展運動を経て，荷重応答期，単脚立脚期とつなげて練習する（図38）．

▶文　献

1) Kitatani R, et al：Reduction in energy expenditure during walking using an automated stride assistance device in healthy young adults. *Arch Phys Med Rehabil* **95**：2128-2133, 2014
2) Shimada H, et al：Effects of an automated stride assistance system on walking parameters and muscular glucose metabolism in elderly adults. *Br J Sports Med* **42**：922-929, 2008
3) 大畑光司，他：Honda製歩行アシスト装置が脳卒中後片麻痺者の歩行に及ぼす影響．*Jpn J Rehabil Med* **48**（Suppl）：5183-5183, 2011
4) 大畑光司，他：ホンダ製歩行アシスト装置による脳卒中後片麻痺患者における歩行時の同時収縮の減少．*Jpn J Rehabil Med* **49**（Suppl）：S216, 2011
5) Unnithan VB, et al：Cocontraction and phasic activity during GAIT in children with cerebral palsy. *Electromyogr Clin Neurophysiol* **36**：487-494, 1996
6) 大畑光司，他：ロボットアシスト歩行による歩行時の運動学的指標に対するaftereffect．*Jpn J Rehabil Med* **51**（Suppl）：S239, 2014
7) 大畑光司，他：脳損傷後片麻痺患者に対する本田技研製歩行アシストの運動学的効果―クロスオーバー無作為対照試験．理学療法学（Suppl）：O-0148, 2015

巻末資料

巻末資料

巻末資料1　functional gait assessment（FGA）

(Wrisley DM, et al：Reliability, internal consistency, and validity of data obtained with the functional gait assessment. *Phys Ther*　84：906–918, 2004)

歩行条件：30.48 cm（12-in）の幅の6 m歩行路を用いる．

1．平地歩行
教示：ここから向こうのマーク（6 m先）まで普通の速さで歩いてください．
評価：最もうまく行えた時の歩行状態でランクづけする．
- （3）**正常**　　　　6 mを5.5秒未満で歩行．補助具を用いず，速いスピードで，不安定にならず，通常の歩行パターンで歩行路を15.24 cm以上外側にはみ出ない．
- （2）**軽度障害**　　6 mを5.5秒以上7秒未満で歩行．補助具を用いて，遅いスピードで，軽度の逸脱があり，15.24 cm以上25.4 cm未満で外側にはみ出す．
- （1）**中等度障害**　6 mを7秒以上かかる．遅いスピードで，歩行パターンの異常があり，不安定さを示す現象が生じる．もしくは25.4 cm以上38.1 cm未満で外側にはみ出す．
- （0）**重度障害**　　補助なしでは6 m歩けない．重度の歩行パターンの逸脱と不安定性があり，38.1 cm以上外側にはみ出すか，壁についてしまう．

2．歩行速度変化
教示：普通のスピードで歩行を始め（1.5 m），「行け」といったらできるだけ速く歩き（1.5 m），「ゆっくり」といったらできるだけゆっくり歩いてください（1.5 m）．
評価：最もうまく行えた時の歩行状態でランクづけする．
- （3）**正常**　　　　不安定や歩行の逸脱なく歩行速度を円滑に変化させることができ，3つの速度に明確な差を示す．15.24 cm以上外側にはみ出ない．
- （2）**軽度障害**　　歩行速度を変化させられるが歩行が逸脱する（15.24 cm以上25.4 cm未満で外側にはみ出す）もしくは歩行の逸脱はないが速度差をつけられない．もしくは補助具を用いる．
- （1）**中等度障害**　歩行速度の変化が乏しい．もしくは速度を変化できても，歩行が逸脱する（25.4 cm以上38.1 cm未満で外側にはみ出す）かバランスを失う．バランスを失った場合も回復して歩行を継続できる．
- （0）**重度障害**　　歩行速度を変化させられない．38.1 cm以上外側にはみ出すか，バランスを失って，壁か何かにつかまらなければならない．

3．歩行しながら水平方向に首を振る
教示：ここから向こうのマーク（6 m先）まで普通の速さで歩いてください．まっすぐ歩きながら，3歩進んだら右を向き，さらに3歩進んだら左を向いて歩き続けてください．その後，同じように3歩ずつ右，左と向きを変えながら2回ずつ行ってください．
評価：最もうまく行えた時の歩行状態でランクづけする．
- （3）**正常**　　　　歩行速度の変化なしに円滑に首を振る．歩行路を15.24 cm以上はみ出ない．
- （2）**軽度障害**　　歩行速度が少し変化するが円滑に首を振る（少しの歩行軌跡の混乱がみられる），もしくは歩行路からの逸脱が15.24～25.4 cm生じるか，補助具を使用する．
- （1）**中等度障害**　首を振ると中等度の歩行速度の変化がみられ，スピードが落ち，25.4～38.1 cmの歩行路からの逸脱がみられる．しかし歩行は継続できる．
- （0）**重度障害**　　首を振ると重度の歩行の中断がみられる（38.1 cm以上歩行路の外側によろめく，バランスを失う，止まる，壁にもたれるなど）．

4．歩行しながら垂直方向に首を振る
教示：ここから向こうのマーク（6 m先）まで普通の速さで歩いてください．まっすぐ歩きながら，3歩進んだら上を向き，さらに3歩進んだら下を向いて歩き続けてください．その後，同じように3歩ずつ右，左と向きを変えながら2回ずつ行ってください．
評価：最もうまく行えた時の歩行状態でランクづけする．
- （3）**正常歩行**　　速度の変化なしに円滑に首を振る．歩行路を15.24 cm以上はみ出ない．
- （2）**軽度障害**　　歩行速度が少し変化するが円滑に首を振る（少しの歩行軌跡の混乱がみられる），もしくは歩行路からの逸脱が15.24～25.4 cm生じるか，補助具を使用する．

(1) 中等度障害　首を振ると中等度の歩行速度の変化がみられ，スピードが落ち，25.4〜38.1 cmの歩行路からの逸脱がみられる．しかし歩行は継続できる．
　　(0) 重度障害　　首を振ると重度の歩行の中断がみられる（38.1 cm以上歩行路の外側によろめく，バランスを失う，止まる，壁にもたれるなど）．

5．歩行と方向転換
教示：普通のスピードで歩行を始め（1.5 m），「回って止まれ」といったらできるだけ速く反対を向いて止まってください．
評価：最もうまく行えた時の歩行状態でランクづけする．
　　(3) 正常　　　　3秒以内に方向転換し，バランスの喪失なく素早く止まれる．
　　(2) 軽度障害　　3秒で方向転換し，バランスの喪失なく止まれる．もしくは3秒以内に方向転換するが軽い不安定性があり，止まるために小さくステップする．
　　(1) 中等度障害　ゆっくり方向転換し，回って止まるために口頭指示もしくは数歩のステップを必要とする．
　　(0) 重度障害　　安全に方向転換することができない．回って止まるために介助が必要となる．

6．障害物のまたぎ越え
教示：普通のスピードで歩行を始めてください．障害物のところまできたらそれをまたぎ越えてください．避けて回らないでください．また歩き続けてください．
評価：最もうまく行えた時の歩行状態でランクづけする．
　　(3) 正常　　　　2つ積み上げてテープで固定した靴箱（22.86 cm）を歩行速度の変化なく，バランスを崩すことなくまたぎ越えられる．
　　(2) 軽度障害　　1つ積み上げた靴箱（11.43 cm）を歩行速度の変化なく，バランスを崩すことなくまたぎ越えられる．
　　(1) 中等度障害　1つ積み上げた靴箱（11.43 cm）をまたぎ越えられるが，速度の低下や安全にまたぐために数歩の調整が必要．言葉の指示を要する場合もある．
　　(0) 重度障害　　介助なしでは不可能．

7．狭路歩行
教示：床面上を腕を胸の前で組んで，3.6 mの距離を継足で踵を爪先に並べて歩いてください．直線上で最高で10歩続けてください．
評価：最もうまく行えた時の歩行状態でランクづけする．
　　(3) 正常　　　　よろめかずに10歩可能．
　　(2) 軽度障害　　7〜9歩可能．
　　(1) 中等度障害　4〜7歩可能．
　　(0) 重度障害　　4歩以下あるいは介助なしではできない．

8．閉眼歩行
教示：ここから向こうのマーク（6 m先）まで普通の速さで目を閉じて歩いてください．
評価：最もうまく行えた時の歩行状態でランクづけする．
　　(3) 正常　　　　6 mを7秒未満で歩行．補助具を用いず，速いスピードで，不安定にならず，通常の歩行パターンで歩行路を15.24 cm以上外側にはみ出ない．
　　(2) 軽度障害　　6 mを7秒以上9秒未満で歩行．補助具を用いて，遅いスピードで，軽度の逸脱があり，15.24 cm以上25.4 cm未満で外側にはみ出す．
　　(1) 中等度障害　6 mを9秒以上で歩行．遅いスピードで，歩行パターンの異常があり，不安定さを示す現象が生じる．もしくは25.4 cm以上38.1 cm未満で外側にはみ出す．
　　(0) 重度障害　　補助なしでは6 m歩けない．重度の歩行パターンの逸脱と不安定性があり，38.1 cm以上外側にはみ出すか，壁についてしまう．もしくは課題が行えない．

9．後ろ歩き
教示：止まれというまで後ろへ歩いてください．
評価：最もうまく行えた時の歩行状態でランクづけする．
　　(3) 正常　　　　補助具を用いず，速いスピードで，不安定にならず，通常の歩行パターンで歩行路を15.24 cm以上外側にはみ出さずに6 m歩く．

(2) **軽度障害** 補助具を用いて，遅いスピードで，軽度の逸脱があり，15.24 cm以上25.4 cm未満で外側にはみ出すが6 m歩く．
(1) **中等度障害** 遅いスピードで，歩行パターンの異常があり，不安定さを示す現象が生じる．もしくは25.4 cm以上38.1 cm未満で外側にはみ出すが6 m歩く．
(0) **重度障害** 補助なしでは6 m歩けない．重度の歩行パターンの逸脱と不安定性があり，38.1 cm以上外側にはみ出すか，壁についてしまう．もしくは課題が行えない．

10. 階段

教示：家でしているように階段を上ってください（もし必要なら手すりを使って）．一番上で振り返って降りてきてください．
評価：最もうまく行えた時の歩行状態でランクづけする．
(3) **正常** 手すりなしで交互に足を出す．
(2) **軽度障害** 手すりを使って交互に足を出す．
(1) **中等度障害** 手すりを使って2足1段で昇る．
(0) **重度障害** 安全に行えない．

総合点数：＿＿＿＿＿＿＿（最大30点）

巻末資料2　Emory functional ambulation profile（E-FAP）

(Wolf SL, et al : Establishing the reliability and validity of measurements of walking time using the Emory Functional Ambulation Profile. *Phys Ther* 79 : 1122-1133, 1999)

イントロダクション
全体の5測定項目の説明の後，測定に先立ってそれぞれの項目について説明とデモンストレーションを行う．測定者にすべての課題が計測されることと疑問があれば質問してもらうように伝える．

床（5 m歩行）
準備：硬い床面上の開始地点に1 mのテープを貼る．開始地点の5 m前方のゴールとして2 cm程度のテープを貼る（終点手前で減速しないように，ゴールは小さなテープを使うようにする）．
1．デモンストレーションして説明する："「行け」と言った時に，通常の快適なスピードで「止まれ」というまで歩いてください"
2．開始線につま先を合わせて立たせる．
3．測定者が「行け」といい，ストップウォッチを押す．
4．測定者はゴール地点の1 m後方に立ち，介助者は5 m歩行の間，対象者の側で歩く．
5．対象者の足がゴールをまたいだ瞬間にストップウォッチを止める．
6．その時間を記録する．

カーペット
準備：7 m以上で2 m幅の毛足のあるカーペットを床に引き，開始点にマスキングテープを貼る．開始地点の5 m前方のゴールとして2 cm程度のテープを貼る（開始点とゴールはともにカーペットの端から1 m離す）．
1．デモンストレーションして説明する："「行け」と言った時に，通常の快適なスピードで「止まれ」と言うまで歩いてください"
2．開始線につま先を合わせて立たせる．
3．測定者が「行け」と言い，ストップウォッチを押す．
4．測定者はゴール地点の1 m後方に立ち，介助者は5 m歩行の間，対象者の側で歩く．
5．対象者の足がゴールをまたいだ瞬間にストップウォッチを止める．
6．その時間を記録する．

timed up and go
準備：シート高46 cmの標準的なアームチェアを硬い床面上に置く．3 m先に1 m片の黒いテープの目印を貼る．
1．デモンストレーションして説明する："次に，この椅子の背もたれに背をつけ，肘かけに肘をつけて座ってください．「行け」と言った時に立ち上がって，通常の快適なスピードで私が立っているこの線を越えるまで歩き，振り返って椅子まで歩いてから，座ってください．確実に背もたれに背をつけてください"
2．対象者を椅子に座らせて，測定者が3 m先のポイントに立ち，介助者が対象者の側に立ち，ともに歩く準備をする．
3．測定者が「行け」と言い，ストップウォッチを押す．
4．測定者は対象者が転回する前に必ず両方の足がラインを越えたことを確認する．
5．背もたれに背中をつけて座るまでの時間を測定する．
6．その時間を記録する．

障害物
準備：硬い床面上の開始地点に1 mのテープを貼る．レンガを1.5 mと3 mのところに置き，ごみばこなどの目印を5 mのところに置く．
1．デモンストレーションして説明する："「行け」と言った時に，通常の快適なスピードでレンガをまたぎ越えていってください．その後，右回りでも左回りでもよいのでごみばこを回り，戻りながら同じようにレンガを跨ぎ越えてください．「止まれ」と言うまで歩いてください"
2．開始線につま先を合わせて立たせる．
3．測定者が「行け」と言い，ストップウォッチを押す．
4．測定者はゴール地点の1 m後方に立ち，介助者は5 m歩行の間，対象者の側で歩く．
5．対象者の足がゴールをまたいだ瞬間にストップウォッチを止め，ゴールラインを越えた時点で「止まれ」と伝える．
6．その時間を記録する．

階段
準備：4段の手すり付きの階段を使う（階段の目安：奥行き26.04 cm，幅75.57 cm，高さ1.24 cm，踊り場の目安：奥行き76.20 cm，幅75.57 cm）．階段の25 cm手前に開始線を設定する．
1．デモンストレーションして説明する："「行け」と言った時に，通常の快適なスピードで階段を踊り場まで登り，振り返って降りてきてください．必要なら手すりを使ってください．私は安全のためにあなたの後ろにいます．"
2．開始線につま先を合わせて立たせる．
3．測定者が「行け」と言い，ストップウォッチを押す．

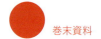

巻末資料

4．測定者は転倒予防のため，対象者について行く．
5．最後に両足が床にしっかりついたところでストッ
プウォッチを止める．
6．その時間を記録する．

emory functional ambulation profile の計算方法
1．下位測定項目の時間と当てはまる補助方法に応じた値（下図参照）でかけ算を行う．
2．得られた積を下図の適切な欄に記入する
3．すべての下位測定について同様の手続きで計算する．
4．E-FAPの全体得点として，すべての下位項目の合計値を算出する．
5．統計解析のためであれば，このかけ算を行わずに合計することもできる．

	床	カーペット	up & go	障害物	階段
補助なし（×1）					
短下肢装具（AFO，×2）					
杖（×3）					
ウォーカーケイン 4点杖（×4）					
AFOと杖（×5）					
AFOとウォーカーケイン AFOと4点杖（×4）					

巻末資料3　gait assessment and intervention tool（G.A.I.T.）

（Daly JJ, et al：Development and testing of the Gait Assessment and Intervention Tool（G.A.I.T.）：a measure of coordinated gait components. *Neurosci Methods* 178：334–339, 2009）

<u>別紙 A.</u>
<u>歩行評価・介入ツール（G.A.I.T）</u>

氏名＿＿＿＿＿＿＿＿＿＿＿＿　日付＿＿＿＿＿＿＿＿　検査官＿＿＿＿＿＿＿＿＿＿＿
診断＿＿＿＿＿＿＿＿＿＿　評価された四肢＿＿＿＿　器具/装具/補助＿＿＿＿＿＿＿＿＿＿＿＿

立脚・遊脚相

1．肩位置
　　0＝正常
　　1＝異常位（当てはまるものすべてにチェック：
　　　　☐下制している，☐挙上している，☐内転している，or☐外転している）
　　　　　　　　　　　　　　　　　　　　点数＿＿＿＿

2．上肢屈曲
　　0＝＜45°（正常＝〜10°）
　　1＝45°〜90°上肢屈曲
　　2＝＞90°上肢屈曲
　　　　　　　　　　　　　　　　　　　　点数＿＿＿＿

3．上肢の振り
　　0＝正常
　　1＝異常（乏しい振りまたは振ることができない）
　　　　　　　　　　　　　　　　　　　　点数＿＿＿＿

4．体幹アラインメント（静止時）
　　0＝正常な直立姿勢（屈曲，伸展，右屈または左屈していない）
　　1＝静止時の体幹は，☐屈曲または☐伸展している
　　2＝静止時の体幹は，☐右屈または☐左屈している
　　3＝静止時の体幹は，☐屈曲および☐伸展しており，さらに☐右屈または☐左屈している
　　　　　　　　　　　　　　　　　　　　点数＿＿＿＿

立脚相

5．体幹姿勢/動作（動的）（矢状面）（側面像）
　　0＝正常（静止時の体幹アラインメントを保っている）
　　1＝体幹は30°未満で，☐屈曲または☐伸展している（どちらかにチェック）
　　2＝体幹は30°以上で，☐屈曲または☐伸展している（どちらかにチェック）
　　　　　　　　　　　　　　　　　　　　点数＿＿＿＿

6．体幹姿勢/動作（動的）（冠状面）（正面/背面）
　　0＝正常（静止時の体幹アラインメントを保っている）
　　1＝体幹は30°未満で，☐右屈または☐左屈している（どちらかにチェック）
　　2＝体幹は30°以上で，☐右屈または☐左屈している（どちらかにチェック）
　　　　　　　　　　　　　　　　　　　　点数＿＿＿＿

7．体重移動（頭・体幹・骨盤の側方変位）（冠状面）（正面/背面）
　　0＝正常な体重移動（立脚肢にわたる〜25 mmの移動）
　　1＝少しの体重移動
　　2＝体重移動ほとんどなし，または体重移動なし
　　2＝過度な体重移動
　　　　　　　　　　　　　　　　　　　　点数＿＿＿＿

8．骨盤位置（冠状面）（正面/背面）
　　0＝正常（トレンデレンブルグ徴候なし）
　　1＝対側に軽度の骨盤傾斜
　　2＝対側に重度の，または急な骨盤傾斜
　　　　　　　　　　　　　　　　　　　　点数＿＿＿＿

9．股関節の伸展（矢状面）（側面像）
　　0＝正常（初期接地期の股関節屈曲角度30°から立脚中期に中間位になり，立脚終期には中間位角度を20°超える）
　　1＝股関節伸展角度が立脚中期に中間位に達するが，立脚終期の股関節のさらなる伸展がない
　　2＝立脚時を通じて異常（股関節が屈曲したまま，または著しい伸展をしたまま）
　　　　　　　　　　　　　　　　　　　　点数＿＿＿＿

10．股関節の回旋（冠状面）（正面/背面）
　　0＝正常（中間位を保っている）
　　1＝異常，内旋
　　1＝異常，外旋
　　　　　　　　　　　　　　　　　　　　点数＿＿＿＿

11．膝関節—初期収縮期（矢状面）（側面像）．☐Aまたは☐Bを選択してください（どちらかにチェック）．
　A．膝関節の屈曲
　　　0＝正常（中間位の膝/過伸展されていない膝）
　　　1＝膝関節屈曲角度 5°〜15°
　　　2＝膝関節屈曲角度が15°を超過，30°未満

3 ＝膝関節屈曲角度が30°を超過
  B. 膝関節の伸展
    0 ＝正常（中間位の膝/過伸展されていない膝）
    1 ＝膝関節過伸展角度 5°～15°
    2 ＝膝関節過伸展角度が15°を超過，30°まで
    3 ＝膝関節過伸展角度が30°を超過

12. 膝関節―荷重応答期（矢状面）(側面像)．□Aまたは□Bを選択してください（どちらかにチェック）．
  A. 膝関節の屈曲
    0 ＝正常（膝関節屈曲角度15°まで）
    1 ＝膝関節屈曲角度が15°を超過，30°未満
    2 ＝膝関節屈曲角度 30°以上
  B. 膝関節の伸展
    0 ＝正常（膝屈曲角度15°まで）
    1 ＝膝関節の屈曲なし，15°までの過伸展
    2 ＝膝関節過伸展角度15°以上
                                  点数＿＿＿

13. 膝関節―立脚中期（矢状面)(側面像)．□A，□B，□Cまたは□Dを選択してください（どれかにチェック）．
  A. 膝関節の屈曲
    0 ＝正常（踵接地期で膝関節が 4°屈曲し，歩行周期の14%で屈曲角度が15°に増える）
    1 ＝立脚中期を通して屈曲角度が 5°～15°であり，立脚中期は中間位に達しない
    2 ＝膝関節屈曲角度が15°を超過，30°未満
    3 ＝膝関節屈曲角度30°以上
  B. 膝関節の伸展
    0 ＝正常（踵接地期で膝関節が 4°屈曲し，歩行周期の14%で屈曲角度が15°に増える）
    1 ＝立脚中期を通して膝関節は伸展しているが，過伸展はしていない
    2 ＝立脚中期における15°までの膝関節の過伸展
    3 ＝立脚中期の膝関節過伸展角度が15°を超過
  C. 膝関節の屈曲から伸展にかけて
    0 ＝正常（踵接地期で膝関節が 4°屈曲し，歩行周期の14%で屈曲角度が15°に増える）
    1 ＝立脚中期初期に膝関節は正常に屈曲し，そして中間位に伸展する
    2 ＝立脚中期初期に膝関節は屈曲し，そして完全伸展の範囲（中間位以上）まで抑制されることなく（跳ね返るのではない）伸展する
    3 ＝立脚中期初期に膝は屈曲し，そして抑制されることなく伸展の最終点まで急激に力強く伸展する
  D. 膝関節の伸展から屈曲にかけて
    0 ＝正常（踵接地期で膝関節が 4°屈曲し，歩行周期の14%で屈曲角度が15°に増える）
    1 ＝立脚中期初期の膝関節が伸展したままの状態から遅れて屈曲するが，制御下にある
    2 ＝立脚中期初期の膝関節が伸展したままの状態から制御不能，制御可能になりながら屈曲する
    3 ＝立脚中期初期の膝関節が伸展したままの状態から，ねじれなどにより再制御不能に陥り，補助器具の使用を要する
                                  点数＿＿＿

14. 膝関節―立脚終期/前遊脚期（蹴り出し期から足趾離地期)（矢状面)（側面像)
    0 ＝正常（矢状面における膝屈曲角度が35°～45°）
    1 ＝膝関節屈曲角度が35°未満または45°を超過する
    2 ＝膝関節が35°～45°で屈曲し，そして伸展する
    3 ＝立脚終期/前遊脚期を通して膝関節は完全に伸展している
                                  点数＿＿＿

15. 足関節の動作（矢状面)（側面像)．□Aまたは□Bを選択してください（どちらかにチェック）．
  A. 足関節の底屈
    0 ＝正常（踵初期接地期の足関節の中間位から立脚中期前に底屈に10°動き，そして踵離地時に背屈に10°動く）
    1 ＝初期接地期から（踵接地期を含む）立脚中期にかけては正常だが，立脚中期後は底屈している
    1 ＝初期接地期の足が平らな状態から立脚中期前の底屈にわずかに動くが，立脚中期後には底屈している
    2 ＝初期接地期は足は平らだが，踵離地時には底屈している
    3 ＝踵は接地されておらず，踵離地時には過度に底屈している
    3 ＝踵接地または踵接地なしの状態からの過度な底屈および/または（立脚）初期の底屈（異常歩行など）
  B. 足関節の背屈
    0 ＝正常（踵初期接地期の足関節の中間位から立脚中期前に底屈に10°動き，そして踵離地時に背屈に10°動く）
    1 ＝立脚中期直前は正常だが，立脚中期後に背屈角度が10°を超過する
    2 ＝立脚中期および立脚中期から立脚終期（踵離地）にかけての背屈角度が15°～20°
    3 ＝立脚期を通して足関節の背屈角度が20°を超過する
                                  点数＿＿＿

16. 足関節の内反（冠状面)（正面/背面)
    0 ＝正常（立脚初期のわずかな内反/回外，そして踵離地までの外反/回内）
    1 ＝初期接地期の足関節の過度な内反/回外の現れ
    2 ＝初期接地期および立脚中期での足関節の過度な

内反/回外の現れ
　　3＝立脚期を通した足関節の過度な内反/回外の現れ
　　　　　　　　　　　　　　　　　　　　点数＿＿＿＿

17．立脚終期/前遊脚期終盤（蹴り出し期から足趾離地期）の底屈（矢状面）（側面像）
　　0＝正常（背屈位から底屈に10°動くための前遊脚期終盤の適当な蹴り出し）
　　1＝足趾離地期に底屈に動く際の部分的/わずかな蹴り出し
　　2＝不十分な底屈または底屈なし，蹴り出しなし
　　　　　　　　　　　　　　　　　　　　点数＿＿＿＿

18．趾頭の位置（矢状面）（側面像）
　　0＝正常（中間位の趾頭）
　　1＝過度な趾頭の伸展
　　1＝鉤爪のように爪を掻き立てた状態
　　　　　　　　　　　　　　　　　　　　点数＿＿＿＿

遊脚相

19．体幹姿勢/動作（動的）（矢状面）（側面像）
　　0＝正常（静止時の体幹アライメントを保っている）
　　1＝体幹は30°未満で□屈曲しているまたは□伸展している（どちらかにチェック）
　　2＝体幹は30°以上で□屈曲しているまたは□伸展している（どちらかにチェック）
　　　　　　　　　　　　　　　　　　　　点数＿＿＿＿

20．体幹姿勢/動作（動的）（冠状面）（正面/背面）
　　0＝正常（静止時の体幹アライメントを保っている）
　　1＝体幹は30°未満で，□右屈しているまたは，□左屈している（どちらかにチェック）
　　2＝体幹は30°以上で，□右屈しているまたは，□左屈している（どちらかにチェック）
　　　　　　　　　　　　　　　　　　　　点数＿＿＿＿

21．骨盤位置（冠状面）（正面/背面）
　　0＝正常（比較的挙上している，またはわずかに遊脚側に下制している骨盤）
　　1＝軽度の骨盤挙上
　　2＝中等度から重度の骨盤挙上
　　　　　　　　　　　　　　　　　　　　点数＿＿＿＿

22．骨盤位置（矢状面）（側面像）
　　0＝正常（骨盤前・後傾に関しては中間位）
　　1＝骨盤前傾
　　1＝骨盤後傾
　　　　　　　　　　　　　　　　　　　　点数＿＿＿＿

23．四肢の遊脚に伴う骨盤の回旋（横断面）（上面図）
　　0＝正常（遊脚開始時の5°後方回旋から遊脚終期には5°前方回旋）
　　1＝少しの骨盤の回旋
　　1＝過度な骨盤の回旋
　　2＝骨盤の回旋なし
　　　　　　　　　　　　　　　　　　　　点数＿＿＿＿

24．股関節の屈曲（矢状面）（側面像）
　　0＝正常（遊脚初期の股関節屈曲角度0°は最大角度35°まで達し，遊脚終期で25°まで下がる．股関節の外転/内転に関しては中間位）
　　1＝股関節は屈曲位で遊脚を開始し，正常な最大角度に達する
　　1＝矢状面での股関節屈曲最大角度が10°を超過，しかし30°未満
　　2＝股関節屈曲最大角度が10°を超過，しかし30°未満．股関節の外転あり（循環運動など）
　　2＝股関節屈曲最大角度が10°を超過，しかし30°未満．股関節の内転あり（はさみ肢位など）
　　3＝遊脚期を通して股関節屈曲角度が0°～10°
　　3＝股関節屈曲角度が35°を超過
　　　　　　　　　　　　　　　　　　　　点数＿＿＿＿

25．股関節の回旋（冠状面）（正面/背面）
　　0＝正常（中間位を保っている）
　　1＝異常，内旋
　　1＝異常，外旋
　　　　　　　　　　　　　　　　　　　　点数＿＿＿＿

26．膝関節―遊脚初期（矢状面）（側面像）
　　0＝正常（膝関節屈曲角度40°～60°）
　　1＝最小膝関節屈曲角度15°，しかし40°未満
　　2＝膝関節屈曲角度15°未満
　　3＝膝関節の屈曲なし
　　　　　　　　　　　　　　　　　　　　点数＿＿＿＿

27．膝関節―遊脚中期（矢状面）（側面像）
　　0＝正常（60°膝関節伸展角度±4°）
　　1＝膝関節屈曲角度 45°～55°
　　2＝膝関節屈曲角度 25°～45°
　　3＝膝関節屈曲角度 0°～25°
　　　　　　　　　　　　　　　　　　　　点数＿＿＿＿

28．膝関節―遊脚終期（矢状面）（側面像）
　　0＝正常（膝関節の屈曲位から完全伸展まで）
　　1＝膝関節が屈曲位から，遊脚終期を通して同位を保っている
　　1＝膝関節が伸展位から，遊脚終期を通して同位を保っている
　　　　　　　　　　　　　　　　　　　　点数＿＿＿＿

29．足関節の動作（矢状面）（側面像）
　　0＝正常〔立脚終期（足趾離地期）の底屈初期から遊脚中期には中間位へ，そして立脚初期接地

巻末資料

期直前にわずかに背屈に動く〕
1＝遊脚中期では足関節は中間位を保っているが，遊脚終期では背屈しない
2＝遊脚中期では足関節は中間位を保たず，遊脚終期では背屈しない．遊脚中期を通して底屈している

点数_____

30．足関節の内反（冠状面）（正面/背面）
0＝正常（内反/外反に関して足関節は中間位を保っている）

1＝遊脚期の足関節の内反

点数_____

31．趾頭の位置（矢状面）（側面像）
0＝正常（中間位の趾頭）
1＝不適当な趾頭の伸展
1＝鉤爪のように爪を掻き立てた状態

点数_____

合計点数_____/62

管理 & 採点
Ⅰ．歩行パターン映像資料準備

・スペース-歩行中の人物の頭部から爪先までの全体像を側面から撮影できるよう最低10フィート（約3 m）長の歩行スペースを確保します．
・被験者がはっきりと照らされ撮影に適した明るさにしてください．患者・被験者の肌色と対照的な色の服を着用してください．
・まず最初に，カメラを設置する高さはおおよそ体の中程で，側面撮影用には歩行スペースの長さの中間地点に設置してください．側面映像資料用に歩行時の右側と左側，その両方を撮影する必要があります．2つ目の撮影は，カメラに向かってまっすぐ歩いたりカメラから離れていったりする患者（被験者）の〔前方・後方（A/P）〕画像を捉えることです．3つ目は，この映像資料はベースラインの状態を評価するためのものとなります．頭上からの画像（横断面）を撮影することが可能ならば（現発表では使用されていない），骨盤の回転を記録することができます．
・分析には，最低6歩が必須とされています．必要とされる最低6歩に10フィートのスペースでは足りない場合，歩行スペースを追加してください．
・患者（被験者）は少なくとも腿の下部3分の1が見えるよう，半ズボンまたは裾まくりできるパンツを着用する必要があります．骨盤位置の視認性を確保するため，シャツ（上半身の衣類）をウエストバンドの中に押し込んでください．患者・被験者がダブダブや大きめではなく，ぴったりした服を着ていたら最適です．上半身と下半身の衣類にわずかしか，もしくはまったく（色味が）対照となっていない場合は，歩行ベルト，または対照的な色のベルトや帯をウエストに巻いてください．歩行中の爪先位置を評価するために裸足歩行が理想的です．もし評価者が裸足歩行は安全でないとみなした場合，患者（被験者）は自身が日常使用している靴を履いてください．骨盤運動の撮影に役立てるため，各ASIS上に対象的な色のテープを貼ることも有効です．
・患者（被験者）の歩行に影響する可能性があるため身体的補助は最小に留めてください．患者（被験者）に触れてはいないが，一緒に歩く人がいる場合は「スタンバイ補助」と明記してください．患者（被験者）と一緒に歩く人が歩行ベルトを緩く持っていただけの場合でも，患者（被験者）への接触はすべて補助とみなします．
・患者（被験者）はいかなる補助器具，補助装具なしで歩くことが理想とされていますが，評価者がその歩行を安全でないとみなしている場合は，患者（被験者）の歩行を撮影するために必要となるあらゆる器具を使用可能とします．

Ⅱ．歩行評価・介入ツール（G.A.I.T.）採点用説明書

・各項目を採点するため，映像記録の真ん中部分の歩行を映してください．歩行パターンから加速や減速の影響を受けているため，最初と最後の2歩は分析・採点に用いることはできません．
・側面撮影のため，カメラが可能なかぎり患者（被験者）の真向いにくるよう手順に従い配置してください．これが各項目を採点するのに最適な角度となっています．
・スコアを入力する項目に加え，情報を入力できる項目もいくつかあります（たとえば胴体が動く方向，または異常な肩位置を具体的に示すなど）．これらの項目ではフォーム内の該当欄にチェックマークをつけなければなりません．
・骨盤位置に関する項目において（頭上からの画像がない場合），骨盤の位置と動きを確認するためA/Pと側面画像の両方を映してください．
・装着器具または補助器具が関節の動きに影響を及ぼすよう装着されている場合，関連項目のスコアは当該項目の異常スコアの中間点となります（例：AFO患者は項目16ではスコア2，項目27ではスコア0.5，足首に関連した全項目では類似スコアとなります）．
・補助装置（杖，ウォーカーなど）が歩行運動時に使用される場合，体重移動（項目7）またはトレンデレンブルグ（項目8）において通常スコアは適用できません．「最小異常」のスコアである1を記入する必要があります．
・患者（被験者）が評価用の靴を履いていて爪先位置が評価できない場合，爪先位置に関する項目は採点されるべきではなく，合計スコアで調整してください．

- 1人の療法士が最小限の身体的補助を提供している場合，胴体ならび姿勢と体重移動に関する項目のスコアは，最低でもその各項目における異常スコアの中間になる必要があります．より高い（より異常な）スコアが出る可能性もあります．しかし，1人の療法士が提供している身体的補助が広範囲にわたる適度なものである場合，またはその補助が複数の療法士から提供されている場合，患者（被験者）は最高異常スコアを付けられることとなります（例：1人からの適度な補助または2人からの最小限の補助は，項目3にスコア3，または項目5にスコア2，などのスコアとなります）．
- （リストにない）項目の評価に関してなんらかの異常があった場合，その項目において患者（被験者）に「0」（通常のスコア）を付けてはいけません．評価者は，異常性とその項目に対し提供された他の採点選択肢を基に適切さを判断したうえでスコアを付けなければなりません．
- G.A.I.T.フォーム上に記載されていない異常，偏差，および・もしくは補償に関するコメントはコメント欄にて記載してください．
- 総合的なフォームでの合計スコアが0は，まったくの正常歩行（すなわち異常なし）．全体スコアが低いほどより正常な歩行となる．
- 歩行パターンをより正確に算出するためには，患者（被験者）の両下肢を採点することが有益となる可能性があります．

巻末資料4　Wisconsin gait scale（WGS）

（Rodriquez AA, et al : Gait training efficacy using a home-based practice model in chronic hemiplegia. *Arch Phys Med Rehabil*　77 : 801-805 ,1996）

障害側の立脚期

1．杖などの使用
1 ＝使用せず
2 ＝最小限の使用補助具は体重をかけず，補足的に用いる．支持面は狭い
3 ＝最小限の使用（支持面が広い）
　補助具は最小限で，非障害側足部と杖の距離は障害側と非障害側足部間の距離より広い
4 ＝顕著な使用，体重を杖にかける（支持面は狭い）
5 ＝顕著な使用（支持面が広い）
　体重を杖にかける（支持面は広い）

2．障害側の立脚時間
1 ＝等しい障害側の単脚立脚期の長さが非障害側と等しい
2 ＝等しくない障害側の単脚立脚期の長さが非障害側より短い
3 ＝とても短い非障害側の下肢を前に進めるのに必要な最小限の時間

3．非障害側の歩幅
1 ＝通り過ぎる非障害側の踵が障害側のつま先を明らかに越える
2 ＝不明確非障害側の踵が障害側のつま先を超えない
3 ＝揃え型非障害側の踵が障害側の後ろか揃える程度，決して越えない

4．障害側への体重移動（杖の有無にかかわらず）
1 ＝完全移動単脚立脚期の頭部，体幹が障害側足部まで移動する
2 ＝移動減少頭部，体幹が正中線を越えるが，障害側足部までは移動しない
3 ＝非常に制限された移動
　頭部，体幹が正中線を超えない．障害側への移動は最小限

5．歩隔（障害側の踵離地前の歩隔）
1 ＝正常　　　足幅1つぶん
2 ＝中等度　　足幅2つぶん
3 ＝広い　　　足幅2つぶんより広い

障害側の離地

6．警戒（遊脚前の時期）
1 ＝ない　　　　躊躇なく前方に進む
2 ＝わずかに　　つま先離地の前にわずかに止まる
3 ＝明確な躊躇　つま先離地の前に止まる

7．障害側の股関節伸展（後方から殿部のズボンのしわを観察）
1 ＝等しい伸展　　プッシュオフに等しい伸展がみられる．つま先離地でも直立姿勢を保つ
2 ＝わずかに屈曲　股関節中間位より伸展するが非障害側との差がある
3 ＝顕著な屈曲　　体幹前傾と股関節屈曲がつま先離地で生じる

障害側の遊脚期

8．遊脚初期の外旋
1 ＝非障害側と同じ
2 ＝外旋が増加　　45°以下の外旋であるが，非麻痺側より大きい
3 ＝顕著　　　　　45°以上の外旋

9．遊脚中期の分回し（障害側の踵の軌跡を観察）
1 ＝ない　　　障害側の足は遊脚期に非障害側より内転しない
2 ＝中等度　　障害側の足は遊脚期に足幅一歩ぶん以内で内転する
3 ＝顕著　　　障害側の足は遊脚期に足幅一歩ぶん以上分回しをする

10．遊脚中期の骨盤引き上げ
1 ＝ない　　　　骨盤は遊脚期にわずかに下がる
2 ＝挙上　　　　骨盤は遊脚期に引き上がる
3 ＝飛び跳ねる　股関節の屈曲が少なく，体幹筋を収縮させ腰を引き上げる

11．つま先離地から遊脚中期の膝の屈曲
1 ＝正常　　　　障害側の膝関節が非障害側と同じ程度，屈曲する
2 ＝いくらか　　障害側の膝関節は曲がるが，非障害側より少ない
3 ＝最小限　　　障害側の膝関節は最小限に曲がっている（かろうじて屈曲がみられる）
4 ＝ない　　　　遊脚期中，膝関節は伸展している

12．つま先のクリアランス
1 ＝正常　　　　遊脚期を通して，足と床は離れている
2 ＝少し引きずる　遊脚期のはじめにわずかに引きずる
3 ＝顕著　　　　遊脚期の大部分で引きずる

13. 遊脚終期の骨盤回旋

1＝前方移動　　踵接地前に骨盤は前方へ回旋する
2＝中間位　　　直立姿勢で中間位に回旋
3＝後退　　　　骨盤が顕著に残され，非障害側より後退している

障害側の踵接地
14. 初期接地

1＝踵接地　　　　踵が最初に床に接地する
2＝足底接地　　　足全体で着地する
3＝踵がつかない　足の外側面もしくはつま先で接地する

合計点数 _____ 点

＊全体得点を計算する場合，項目1と11はそれぞれ3/5と3/4をかける．

巻末資料

巻末資料5　Berg balance scale（BBS）

（Berg K, et al：Measuring balance in the elderly：preliminary development of an instrument. *Physiother Can*　41：304–311, 1989）

1）起立
指示：つかまらずに立ち上がってください
　4：つかまらずに安定して立ち上がれる
　3：つかまって立ち上がれる
　2：数回の試行後，つかまって立ち上がれる
　1：立ち上がりもしくは安定するために最小介助が必要
　0：立ち上がりに中等度，最大介助が必要

2）立位保持
指示：つかまらずに2分間立っていてください
　4：安全に2分間立ち続けられる
　3：監視下で2分間立ち続けられる
　2：30秒間立ち続けられる
　1：数回の試行後，30秒間立ち続けられる
　0：介助なしでは30秒間立ち続けられない

3）座位保持
　　（背もたれなし，足底を地面につける）
指示：腕を組んで2分間座っていてください
　4：安全に2分間座り続けられる
　3：監視下で2分間座り続けられる
　2：30秒間座り続けられる
　1：10秒間座り続けられる
　0：介助なしでは10秒間座り続けられない

4）着座
指示：座ってください
　4：ほとんどつかまらずに安全に座れる
　3：つかまって安全に座れる
　2：下腿を椅子に押し付けるが座れる
　1：1人で座れるがコントロールできない
　0：座るのに介助が必要

5）移乗
指示：まず，肘かけをつかんで，次に肘かけを使わずに乗り移ってください
　4：ほとんどつかまずに安全に乗り移れる
　3：つかまって安全に乗り移れる
　2：言語指示や監視があれば乗り移れる
　1：介助者が1人必要
　0：介助もしくは監視に2人必要

6）閉眼立位
指示：目を閉じて10秒間立っていてください
　4：安全に10秒間閉眼で立ち続けられる
　3：監視下で10秒間閉眼で立ち続けられる
　2：3秒間閉眼で立ち続けられる
　1：3秒間閉眼では立ち続けられないが，開眼は安定
　0：転倒予防に介助が必要

7）閉脚立位
指示：足を閉じてつかまらずに立っていてください
　4：自分で足を閉じ，安全に1分間立ち続けられる
　3：自分で足を閉じ，監視下で1分間立ち続けられる
　2：自分で足を閉じ，30秒間立ち続けられる
　1：足を閉じるのに介助が必要だが15秒間立ち続けられる
　0：足を閉じるのに介助が必要で15秒間立ち続けられない

8）前方リーチ
指示：腕を水平に挙上して指を伸ばし，できるだけ前方にリーチしてください
＊指先に定規を当てがい，指先の到達距離を計測する
＊定規が手に当たらないように注意する
＊体幹が回旋しないように可能であれば両手でリーチする

　4：安全に25cm以上リーチが可能
　3：安全に12.5cm以上リーチが可能
　2：安全に5cm以上リーチが可能
　1：前方にリーチが可能だが，監視が必要
　0：バランスを崩す，もしくは介助が必要

9）物の拾い上げ
指示：足の前にある靴（スリッパ）を拾ってください
　4：安全に容易に拾い上げられる
　3：監視下で拾い上げられる
　2：拾い上げられない．靴の近く（2～5cm）までのリーチは可能
　1：拾い上げられない．監視が必要
　0：試行することができない．転倒予防に介助が必要

10）振り返り
指示：左側から後ろに振り返り，次に右から後ろに振り返ってください
　4：両側とも振り返れる．体重の移動も自然に行う
　3：片側のみ振り返れる．体重の移動は不十分
　2：横までしか振り向けない．バランスは安定
　1：振り向く時に監視が必要
　0：転倒予防に介助が必要

11）回転

指示：1周回って止まり，次に逆回転してください

- 4：両側とも安全に4秒以内で360°回転できる
- 3：片側のみ安全に4秒以内で360°回転できる
- 2：360°回転できるが，両方向とも4秒以上かかる
- 1：近位監視あるいは言語指示が必要
- 0：回転に介助が必要

12）踏み台へのステップ

指示：左右4回ずつ台の上に交互に足をステップしてください

- 4：支持なしで安全に8回のステップを20秒以内にできる
- 3：支持なしで8回のステップを20秒以上かけてできる
- 2：監視下で補助具を使用せず4回ステップできる
- 1：最小介助で2回ステップできる
- 0：試行することができない．転倒予防に介助が必要

13）継足立位

指示：継足（両脚を前後に1列に並べる）になってください．難しければ，一方の足のつま先より十分前にもう一方の足を置いてください（この場合はスコア3）

- 4：自分で継足姿勢となり，30秒間保持できる
- 3：自分で足を一歩出して，30秒間保持できる
- 2：自分で足をわずかに前に出して，30秒間保持できる
- 1：足を出すのに介助がいるが，15秒間保持できる
- 0：足を出す時もしくは立位中にバランスを崩す

14）片足立位

指示：つかまらずにできるだけ長く片足で立っていてください

- 4：自分で片足を上げて，10秒間保持できる
- 3：自分で片足を上げて，5〜10秒間保持できる
- 2：自分で片足を上げて，3秒間保持できる
- 1：片足を上げて，3秒間保持できない．立つことはできる
- 0：試行することができない．転倒予防に介助が必要

合計点数 _____ 点

巻末資料6　activities-specific balance confidence scale (ABC)

(Powell LE, et al：The Activities-specific Balance Confidence (ABC) Scale. *J Gerontol A Biol Sci Med Sci* 50A：M28-34, 1995)

教示：以下のそれぞれの場面において，バランスを失わないかもしくは不安定になるかについて，あなた自身のバランスに対する自信をパーセンテージで表してください．

　もし，そのような場面を今行っていないとしても，提示された行動を行っている状況を想像してみてください．

　また，杖などの歩行補助具を使用している際には，それらを使用している場面での自信の程度を評価してください．

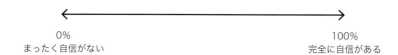

0%　　　　　　　　　　　　　　　　　　　　100%
まったく自信がない　　　　　　　　　　　　完全に自信がある

以下の場面で，バランスを失わない自信がどれくらいありますか？

1）家の周りを歩く ＿＿＿＿％
2）階段の昇り降り ＿＿＿＿％
3）腰をかがめて，手前の戸棚からスリッパを出す ＿＿＿＿％
4）目の高さの棚に手を伸ばして，缶を取り出す ＿＿＿＿％
5）つま先で立って，頭上の物に手を伸ばす ＿＿＿＿％
6）椅子の上に立って，手を伸ばす ＿＿＿＿％
7）床を掃く ＿＿＿＿％
8）家の前の車まで歩く ＿＿＿＿％
9）車に乗り込む ＿＿＿＿％
10）駐車場を横切って，ショッピングセンターまで歩く ＿＿＿＿％
11）歩いて坂を上ったり下ったりする． ＿＿＿＿％
12）人通りの多い往来が激しいショッピングセンターを歩く ＿＿＿＿％
13）ショッピングセンターを歩いている時に人にぶつかる ＿＿＿＿％
14）手すりにつかまりながらエスカレーターに乗る，もしくは降りる ＿＿＿＿％
15）荷物を持っていて手すりにつかまれない時にエスカレーターに乗る，もしくは降りる ＿＿＿＿％
16）凍った歩道の上を歩く ＿＿＿＿％

巻末資料7　life space assessment（UAB-LSA）

（Peel C, et al:Assessing mobility in older adults : the UAB Study of Aging Life-Space Assessment. *Phys Ther* 85：1008-1119, 2005）

最近の4週間について教えてください

Level 1
1）寝室以外の部屋に行きましたか？（はい：1，いいえ：0）
2）そこへ行くのはどれくらいの頻度ですか？（週1回未満：1，週1〜3回：2，週4〜6回：3，毎日：4）
3）その時，何か道具や介助を受けますか？（人による介助：1，道具だけ：1.5，介助も道具も使わない：2）
スコア1）×2）×3）＝_____点

Level 2
1）屋外の玄関口，デッキ，パティオ，車庫，庭などに行きましたか？
2）そこへ行くのはどれくらいの頻度ですか？（週1回未満：1，週1〜3回：2，週4〜6回：3，毎日：4）
3）その時，何か道具や介助を受けますか？（人による介助：1，道具だけ：1.5，介助も道具も使わない：2）
スコア1）×2）×3）＝_____点

Level 3
1）自宅の庭やアパート内以外の近隣に行きましたか？
2）そこへ行くのはどれくらいの頻度ですか？（週1回未満：1，週1〜3回：2，週4〜6回：3，毎日：4）
3）その時，何か道具や介助を受けますか？（人による介助：1，道具だけ：1.5，介助も道具も使わない：2）
スコア1）×2）×3）＝_____点

Level 4
1）街中の他の場所まで行きましたか？
2）そこへ行くのはどれくらいの頻度ですか？（週1回未満：1，週1〜3回：2，週4〜6回：3，毎日：4）
3）その時，何か道具や介助を受けますか？（人による介助：1，道具だけ：1.5，介助も道具も使わない：2）
スコア1）×2）×3）＝_____点

Level 5
1）街の外まで行きましたか？
2）そこへ行くのはどれくらいの頻度ですか？（週1回未満：1，週1〜3回：2，週4〜6回：3，毎日：4）
3）その時，何か道具や介助を受けますか？（人による介助：1，道具も使わない：2）
スコア1）×2）×3）＝_____点

総合スコア（Level 1〜5の合計）_____点

索 引

● 和 文 ●

あ
足関節底屈-膝関節屈曲カップル ……… 71
圧中心 …………………………………… 20

い
位置エネルギー ………………………… 10
一次的 impairment ……………………… 135
意味記憶 ……………………………… 129

う
運動エネルギー ………………………… 10
運動記憶 ……………………………… 129
運動矯正のための学習モデル ………… 133
運動拘束パラダイム ………………… 202
運動地図の拡大 ……………………… 128

え
エピソード記憶 ……………………… 129
エンドエフェクター型 ……………… 196

お
オペラント条件付け ………………… 125

か
解決志向アプローチ ………………… 143
外骨格型 ……………………………… 196
回転円盤 ……………………………… 33
介入の計画 …………………… 102, 140
外反スラスト ………………………… 170
学習効果 ……………………………… 222
確度 …………………………………… 67
荷重応答期 …………… 8, 9, 35, 163
仮想現実 ……………………………… 194
カタパルト …………………………… 44
活動制限 ……………………………… 98
観察的歩行評価 ……………………… 78

き
機能障害 ……………………………… 98
機能的自立度評価表 ………………… 75
機能的電気刺激 ……………………… 192
筋力トレーニング …………………… 134

く
空間的対称性 ………………………… 55

クラウチ歩行 ………………………… 70

け
経頭蓋磁気刺激 ……………………… 194
経頭蓋直流電気刺激 ………………… 194
結果の知識 …………………………… 154
原因の分析 …………………… 102, 106
顕在学習 ……………………………… 155
減速力 ………………………………… 36

こ
効果の法則 …………………………… 124
高強度インターバルトレーニング
 …………………………………… 150, 185
剛体 …………………………………… 18
後歩幅 ………………………………… 215
股関節挟角 …………………………… 216
小刻み歩行 …………………………… 66
腰フレーム …………………………… 209
故障エスカレーター現象 …………… 130
古典的条件付け ……………………… 125

さ
サーキットトレーニング …………… 137
参加制約 ……………………………… 98
三次元歩行解析 ……………………… 97

し
時間的因果性 ………………………… 105
時間的対称性 ………………………… 55
自己効力感 …………………………… 156
支持基底面 …………………………… 19
四肢麻痺児 …………………………… 70
ジスキネジア ………………………… 69
ジストニア …………………………… 69
死神の鎌 ……………………………… 50
重心 …………………………………… 18
重心動揺計 …………………………… 91
使用依存性の機能的再組織化 ……… 128
衝撃緩衝 ……………………………… 36
小脳 …………………………………… 15
初期接地 ………………………… 8, 9, 35
自立支援ロボット …………………… 194
身体重心 ……………………………… 18

伸展スラスト ………………………… 59, 170

す

すくみ足 ……………………………………… 66
ステップ長 …………………………………… 7
ステップトレーニング …… 153, 159, 235
ステップモード ………………… 227, 233
ストライド …………………………………… 7

せ

精度 …………………………………………… 67
静歩行 ……………………………………… 24
静力学的 …………………………………… 26
宣言的記憶 ……………………………… 129
潜在学習 ………………………………… 155
前歩幅 …………………………………… 215
前遊脚期 ………………… 8, 9, 35, 174

そ

装置追従型 ……………………………… 196
装着型 …………………………………… 196
足部移動距離 …………………………… 215
粗大運動能力分類システム ………… 69
存在論的因果性 ………………………… 105

た

第一両脚立脚期 ………………………… 35
体重免荷式トレッドミルトレーニング
　………………………………… 151, 185
対象者追従型 …………………………… 196
対称モード ……………………………… 227
大腿部フレーム ………………………… 209
大腿フレーム …………………………… 209
第二両脚立脚期 ………………………… 35
大脳皮質 …………………………………… 15
単脚立脚期 ……………… 8, 9, 35, 170

ち

知覚痕跡 ………………………………… 131
中枢パターン発生器 …………………… 13
長下肢装具 ……………………………… 189
長期増強 ………………………………… 127
重複歩 ……………………………………… 7
重複歩距離 ………………………………… 7

つ

追従モード ……………………… 227, 229

と

動歩行 ……………………………………… 25
動力学的 …………………………………… 26
倒立振子 …………………………………… 9
徒手筋力計 ………………………………… 85
徒手筋力検査 ……………………………… 85
トリレンマ（三すくみ構造）………… 186

な

内的基準 ………………………………… 131

に

二次的 impairment …………………… 135

の

脳幹 ………………………………………… 15
脳性麻痺 …………………………………… 68

は

パーキンソン病患者 …………………… 66
はずむボールモデル …………………… 12
罰則 ……………………………………… 155
パフォーマンスの知識 ……………… 154

ひ

非宣言的記憶 …………………………… 129
標準偏差 …………………………………… 55

ふ

フィッツの法則 ………… 136, 152, 185
フライホイール …………………………… 33

へ

変動係数 …………………………………… 55

ほ

報酬 ……………………………………… 155
報酬予測誤差 …………………………… 155
歩隔 ………………………………………… 7
歩行対称化 ……………………………… 212
歩行パターン …………………………… 49
歩行パフォーマンス …………………… 49
歩行補助具 ……………………………… 188
歩行率 ……………………………………… 8
歩幅 ………………………………………… 7

索引

も
- 目的志向型介入 …………………… 141
- 目標の設定 ………………………… 140
- 問題回避型介入 …………………… 141
- 問題志向型システム ……………… 142
- 問題の認識 ………………………… 102

ゆ
- 油圧制動機構付短下肢装具 ……… 190
- 遊脚期 ………………… 8, 35, 178
- 遊脚終期 …………………… 9, 35
- 遊脚初期 …………………… 9, 35
- 遊脚中期 ………………… 8, 9, 35
- 遊脚振子 …………………………… 31
- 床反力計 …………………………… 82

り
- 立脚期 ………………………………… 8
- 立脚終期 ………………… 8, 9, 35
- 立脚中期 ………………… 8, 9, 35
- リハビリテーションロボット ……… 194
- 両脚遊脚期 ………………………… 11
- 両脚立脚期 ………………………… 8
- 両麻痺児 …………………………… 70
- 臨床的意思決定 …………………… 97

れ
- レディネスの法則 ………………… 124
- 練習の法則 ………………………… 124

ろ
- ロボット …………………………… 194
- ロボットアシスト歩行トレーニング … 194
- ロボット長下肢装具 ……………… 203

● 数 字 ●
- 6 minute walking test (6 MWT) ……… 77
- 6自由度歩行 ………………………… 11
- 6分間歩行テスト …………………… 77
- 10 m walking test (10 MWT) ………… 76
- 10 m歩行テスト …………………… 76

● 欧 文 ●

A
- activities-specific balance confidence scale (ABC) ……………… 92, 258
- activity limitations ………………… 98
- aftereffect ………………………… 222
- apparent equinus …………………… 70
- assist as needed (AaN) …………… 199

B
- base of support …………………… 19
- Berg balance scale (BBS) ……… 91, 256
- body weight supported treadmill training (BWSTT) ……………… 151
- bounding ball ……………………… 12
- brain machine interface (BMI) …… 194
- breaking force ……………………… 36
- buckling knee pattern …………… 58

C
- center of gravity (COG) …………… 18
- center of mass (COM) …………… 18
- center of pressure (COP) ………… 20
- central pattern generator (CPG) … 13
- cerebral palsy ……………………… 68
- coactivation index ……………… 220
- coefficient of variation (CV) …… 55, 57
- COG移動距離 …………………… 215
- community ambulator …………… 51
- constrain ………………………… 208
- crouch歩行 ……………………… 70

D
- degree of freedom ……………… 208
- device-in-charge robotic support …… 196
- drop foot歩行 …………………… 71
- dynamic gait index (DGI) ………… 76

E
- education ………………………… 208
- Emory functional ambulation profile (E-FAP) ……………… 77, 247
- encouragement ………………… 208

end-effector type ……………………… 196
exoskeleton type ……………………… 196
expanded disability status scale (EDSS)
　………………………………………… 51
explicit learning ……………………… 155
extension thrust knee pattern ………… 59
external focus ………………………… 155
extrinsic information ………………… 155
extrinsic kinematics ………………… 131

F

functional ambulation category (FAC)
　……………………………… 52, 53, 75
functional electrical stimulation (FES)
　……………………………………… 192
functional gait assessment (FGA)
　…………………………………… 76, 244
functional independence measure (FIM)
　………………………………………… 75

G

gait assessment and intervention tool
　(G.A.I.T.) …………………… 78, 249
Gait Judge System …………………… 85
GAIT SOLUTION …………………… 190
gross motor function classification system
　(GMFCS) …………………………… 69

H

half-center仮説 ………………………… 13
Hebbの法則 …………………………… 126
heel transient ………………………… 36
high intensity interval training (HIIT)
　…………………………………… 150, 185
Honda walking assist device ………… 209
HONDA歩行アシスト ………………… 209
household ambulator ………………… 51

I

impairments …………………………… 98
implicit learning ……………………… 155
inter-limbs coordination ……………… 201
internal focus ………………………… 155
international cooperative ataxia rating
　scale (ICARS) ……………………… 67
intrinsic information ………………… 155
intrinsic kinematics …………………… 131

J

jump knee歩行 ………………………… 70

K

kinematic constrain …………………… 202
kinetics ……………………………… 131
knowledge of performance …………… 154
knowledge of results ………………… 154

L

life space assessment (LSA) ………… 92
life space assessment (UAB-LSA)
　…………………………………… 93, 259
limited community ambulator ………… 51
locomotor unit …………………… 29, 112
long term potentiation (LTP) ………… 127

M

manual muscle test (MMT) …………… 85
Motricity index ………………………… 85

N

NMDAチャネル ……………………… 127

O

observational gait assessments (OGA) … 78
Orthobot®（オルソボット）…………… 203

P

participation restrictions …………… 98
passenger unit …………………… 29, 109
patient-in-charge robotic support …… 196
physiological cost index (PCI) ……… 77
planter flexion-knee extension couple (PF
　-KE couple) ……………………… 71
problem oriented system (POS) ……… 142
punishments ………………………… 155

R

recurvatum knee pattern ……………… 59
recurvatum knee歩行 ………………… 71
reward ………………………………… 155
Rivermead visual gait assessment (RVGA)
　………………………………………… 78

索 引

robot assist gait training (RAGT) …… 194
Roddaの分類 ………………………… 70
root mean square値 ………………… 84

S

SMART ……………………………… 144
solution focused approach …………… 143
speed dependent classification ………… 51
standard deviation (SD) ………… 55, 57
step length …………………………… 7
stiff knee pattern …………………… 58
stiff knee pattern 1 ……………… 62, 63
stiff knee pattern 2 ……………… 62, 65
stride ………………………………… 7
stride width ………………………… 7
symmetry index (SI) ………………… 55
symmetry ratio (ratio) ……………… 55

T

Thorndikeの三法則 ………………… 124
timed up & go test (TUG) ………… 77
Tinetti gait scale (TGS) …………… 78
Tinetti performance-oriented mobility assessment (Tinetti POMA) ………… 78
transcranial direct-current stimulation (tDCS) …………………………… 194
transcranial magnetic stimulation (TMS) ‥ 194
true equinus歩行 …………………… 70

U

unified Parkinson's disease rating scale (UPDRS) ………………………… 51

V

virtual reality ……………………… 194

W

wearable device …………………… 196
Wisconsin gait scale (WGS) …… 78, 254

Z

zero moment point (ZMP) ………… 20

あとがき

　私がこの分野に関わるようになったばかりの頃は，そもそも歩行運動について体系的にまとまった知識は皆無であった．当時はリハビリテーションという分野全体が脳や神経学的な考え方ばかりで，個々の運動を正確に理解しようという空気は乏しかったように思う．多くの病院や診療所のリハビリテーション現場では，歩行トレーニングといえば「少し骨盤が対称的になった」や「両肩の高さが揃った」など，歩行の本質や歩行障害を有する人の生活機能の向上とほとんど関連のないことを評価し，訓練していたように思う．そのような状況についての自己欺瞞と言いようのない無力感を抱いたのが，この領域の研究を始めた動機である．

　先人の努力により，歩行の病態理解や力学的な運動解釈の手法は，少しずつ受け入れられるようになってきた．しかし，リハビリテーション現場には，いまだに古い知識のままで事足りるとする風潮は根強く残っている．そのことによって患者さんに及ぼす不利益を，専門家と呼ばれる人々よりもよほど強く感じておられたのが，HONDA歩行アシスト開発責任者であった伊藤寿弘さん（元本田技研工業株式会社）だと思う．本書は，当時，HONDA歩行アシストのリース販売開始直前であったにもかかわらず，機器が売れることよりも，この領域の理論的な発展と啓蒙が必要だからといって，伊藤さんに背中を押していただいて執筆を決めた．伊藤さんをはじめ本田技研工業株式会社の皆様のご助力がなければ，本書の実現はなかっただろう．

　本書の理論的支柱となったのは，三次元歩行解析の大家である山本澄子先生（国際医療福祉大学），二足歩行ロボット（ASIMO）を実現した竹中透さん（本田技術研究所）の歩行理論である．また，梅村啓次さん（川村義肢株式会社）や森照明先生（大分岡病院），渡邊亜紀先生（大分リハビリテーション病院）には，実際の理論検証において多大なるご助力をいただいた．また，深いご理解のうえで共同研究を続けていただいている長谷公隆先生（関西医科大学），住田幹男先生，大垣昌之先生（愛仁会リハビリテーション病院）には感謝の言葉しかない．さらに，本書の制作に最も直接的に関わってくれた京都大学大学院博士課程の川崎詩歩未さんは，将来的にこの領域をリードしてくれる逸材であると感じている．そして何よりも，書き始めからの長期にわたって遅筆の私を励まし，支えていただいた三輪書店の山中恭子さんの存在なしには本書はなかった．言葉にならないほど深い謝意を表したい．

　最後に，何より私を教え導いていただいたのは，研究に参加していただいたさまざまな歩行障害をもつ方々である．本書が少しでもその方々のお役に立てることができればと願って止まない．

2017年4月吉日　比叡山の麓より
大畑光司

大畑光司（おおはたこうじ）

所属）京都大学医学部人間健康科学系専攻リハビリテーション科学コース

略歴

学歴）平成6年，京都大学医療技術短期大学部理学療法学科卒業．学位授与機構にて学士（保健衛生学）授与，大阪教育大学大学院教育学研究科にて修士修了後，平成22年に京都大学大学院医学研究科医学専攻にて論文博士（医学）．

職歴）平成6年に大阪赤十字病院附属大手前整肢学園勤務，平成9年に大阪府立看護大学医療技術短期大学部（現 大阪府立大学）助手を経て，平成11年に京都大学医療技術短期大学部の助手となる．現在，京都大学大学院医学研究科人間健康科学専攻講師．所属学会は日本リハビリテーション医学会会員，日本義肢装具学会正会員，一般社団法人日本神経理学療法学会理事長を務める．

歩行再建 ── 歩行の理解とトレーニング

発　行	2017年5月20日　第1版第1刷 2021年11月10日　第1版第3刷 Ⓒ
著　者	大畑光司
発行者	青山　智
発行所	株式会社 三輪書店 〒113-0033　東京都文京区本郷6-17-9　本郷綱ビル ☎ 03-3816-7796　FAX 03-3816-7756 http://www.miwapubl.com
装　丁	齋藤久美子
印刷所	シナノ印刷 株式会社

本書の無断複写・複製・転載は，著作権・出版権の侵害となることがありますのでご注意ください．

ISBN 978-4-89590-599-2　C 3047

JCOPY ＜(社)出版者著作権管理機構　委託出版物＞

本書の無断複製は著作権法上での例外を除き禁じられています．複製される場合は，そのつど事前に，(社)出版者著作権管理機構（電話 03-3513-6969，FAX 03-3513-6979，e-mail: info@jcopy.or.jp）の許諾を得てください．

■ 脳機能、運動学習を用いた効果的なトレーニングの"いま"がわかる！

理学療法MOOK 19
ニューロリハと理学療法 好評

シリーズ編集　福井 勉（文京学院大学大学院 保健医療科学研究科）
　　　　　　　　神津 玲（長崎大学大学院 医歯薬学総合研究科 医療科学専攻）
　　　　　　　　大畑 光司（京都大学大学院 医学研究科 人間健康科学系専攻）
　　　　　　　　甲田 宗嗣（広島都市学園大学 健康科学部 リハビリテーション学科）

責任編集　大畑 光司（京都大学大学院 医学研究科 人間健康科学系専攻）

● 定価 3,960円（本体 3,600円+税10%）
　B5　150頁　2016年　ISBN 978-4-89590-550-3

　ニューロリハビリテーションの分野は、これまでのリハビリテーションの考え方を大きく変える可能性をもっており、神経学的な背景に立脚した手法と医学的根拠を両立させることを念頭にさまざまな可能性が議論されている。
　第1章では、Spasticity Control、Neural Modulation、運動学習、ロボティクスリハビリテーションの分野の第一人者により中枢神経疾患に対する日進月歩のリハビリテーションのあり方を解説した。
　第2章では、近年明らかになってきた脳機能や運動学習、痙性麻痺やさまざまなトレーニング手法について、生理学的背景も踏まえ、より効果的な活用方法を提示した。
　新たな高みを目指し、よりよい理学療法を提供するための必須の一冊である。

■ 主な内容 ■

第1章　ニューロリハビリテーションの原理と実際
1. ニューロリハビリテーションの運動学習について
2. 脳卒中リハビリテーションにおける痙縮とボツリヌス治療
3. rTMSと半球間抑制
4. 経頭蓋直流電気刺激 (tDCS) を用いたニューロモデュレーション
5. CI療法と運動学習
6. HANDS therapy
7. リハビリテーション・ロボティクス

第2章　ニューロリハビリテーションにおける理学療法の役割
1. 半球間抑制の概念を考慮した理学療法
2. 運動学習課題と理学療法
3. 痙性麻痺が運動に及ぼす影響とそれを考慮した理学療法
4. 脳卒中者に対する体重免荷トレッドミルを用いた理学療法
5. 機能的電気刺激を使った理学療法
6. 筋電図バイオフィードバックを使った理学療法
7. リハビリテーション・ロボティクスを用いた理学療法の考え方
8. 脳血管障害後疼痛のニューロリハビリテーション

好評既刊　理学療法MOOK

- 理学療法MOOK 1　**脳損傷の理学療法①**【第2版】超早期から急性期のリハビリテーション
- 理学療法MOOK 2　**脳損傷の理学療法②**【第2版】回復期から維持期のリハビリテーション
- 理学療法MOOK 3　**疼痛の理学療法**【第2版】
- 理学療法MOOK 4　**呼吸理学療法**【第2版】
- 理学療法MOOK 5　**物理療法**
- 理学療法MOOK 6　**運動分析**
- 理学療法MOOK 7　**義肢装具**
- 理学療法MOOK 8　**下肢関節疾患の理学療法**
- 理学療法MOOK 9　**スポーツ傷害の理学療法**【第2版】
- 理学療法MOOK 10　**高齢者の理学療法**【第2版】
- 理学療法MOOK 11　**健康増進と介護予防**【増補版】
- 理学療法MOOK 12　**循環器疾患のリハビリテーション**
- 理学療法MOOK 13　**QOLと理学療法**
- 理学療法MOOK 14　**腰痛の理学療法**
- 理学療法MOOK 15　**子どもの理学療法**
- 理学療法MOOK 16　**脳科学と理学療法**
- 理学療法MOOK 17　**理学療法技術の再検証**　科学的技術の確立に向けて
- 理学療法MOOK 18　**ICUの理学療法**

お求めの三輪書店の出版物が小売書店にない場合は、その書店にご注文ください．お急ぎの場合は直接小社に．

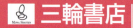
三輪書店

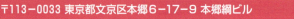
〒113-0033 東京都文京区本郷6-17-9 本郷綱ビル
編集 ☎03-3816-7796　FAX 03-3816-7756　販売 ☎03-6801-8357　FAX 03-6801-8352
ホームページ：https://www.miwapubl.com